효소 식생활로
장이 살아난다 면역력이 높아진다

일러두기
각주는 옮긴이 주이며, 229~238쪽에 해설이 있다.

"KOUSO" GA TSUKURU CHOU MENEKIRYOKU
Copyright ⓒ 2013 Takafumi Tsurumi
Korean translation rights arranged with DAIWA SHOBO CO., LTD.
through Japan UNI Agency, Inc., Tokyo and Korea Copyright Center Inc., Seoul.

이 책은 (주)한국저작권센터(KCC)를 통한 저작권자와의 독점계약으로 전나무숲에서 출간되었습니다.
저작권법에 의해 한국 내에서 보호를 받는 저작물이므로 무단전재와 복제를 금합니다.

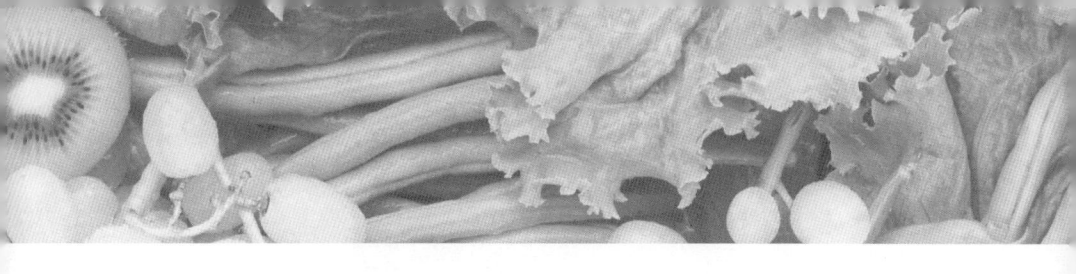

효소 식생활로
장이 살아난다
면역력이 높아진다

츠루미 다카후미 지음 ─ 김희철 옮김

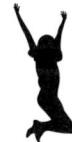

전나무숲

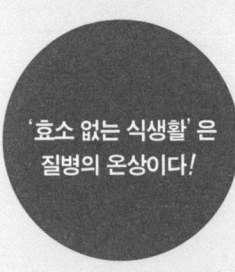

'효소 없는 식생활'은 질병의 온상이다!

첨가물·잔류농약 범벅의 식품, 고기·생선·달걀·리놀레산·당지수(GI) 높은 식품의 과다 섭취, 저녁 8시 이후의 식사, 잘 씹지 않는 습관, 먹고 바로 자는 습관 등

↓

소화불량

↓

장내 부패·이상발효·산패로 유해균 증가, 장내 세균의 균형 와해

↓

혈액의 오염

↓

면역력 저하, 질병의 발생

체내 효소가 소화작용에 낭비되고 있다

```
        ┌─────────────────┐
        │  '효소 식생활'로  │
        │  면역력을 끌어올리자! │
        └─────────┬───────┘
                  │
┌─────────────────▼─────────────────┐
│  생과일과 생채소, 식이섬유, 발효식품,  │
│       적절한 효소 보조제의 섭취       │──┐
│  (생채식과 가열식의 비율 = 6 : 4 혹은 5 : 5) │  │
└─────────────────┬─────────────────┘  │
                  ▼                    │
         ┌────────────────┐            │
         │   원활한 소화    │            │  소
         └────────┬───────┘            │  화
                  ▼                    │  효
┌─────────────────────────────────────┐│  소
│          건강한 장내 환경             ││  의
│  (흡수와 배출이 원활, 장내 세균의 균형 유지)  ││  낭
└─────────────────┬───────────────────┘│  비
                  ▼                    │  가
      ┌──────────────────────┐         │  적
      │ 깨끗한 혈액, 원활한 혈액순환 │         │  고
      └──────────┬───────────┘         │  대
                 ▼                     │  사
      ┌──────────────────────┐         │  작
      │ 면역력 증강으로 건강한 몸  │─────────┘  용
      └──────────────────────┘            이
                                          활
                                          발
                                          하
                                          다
```

펴내는 글

건강을 쟁취하는 비결, 효소 식생활

일본은 장수국으로 유명하다. 100세를 넘은 장수인이 5만 명이 넘는다. 해가 갈수록 이 숫자는 더욱 늘어날 것이다. 그런데 축하할 일일 것만 같은 이 현상의 이면에는 비참한 현실이 어른거린다. 몸져누워 약물로 연명하는 장수인이 무려 80%에 달하는 것이다. 슬프지만, '장수'와 '건강'이 반드시 일치하지는 않는다고 인정할 수밖에 없다.

장수인만큼이나 질병으로 고통받는 사람들의 수도 꾸준히 늘고 있다. 환자 수의 변천을 통해 일본 내 질병의 증가 추이를 살펴보자.

제일 먼저 암이다. 1980년에 암으로 사망한 사람은 약 16만 명이었으나 현재는 35만 명이 넘는다. 불과 30년 사이에 20만 명이나 늘어났다. '2명 중 1명은 암에 걸리고, 3명 중 1명은 암으로 죽는 시대'라고들 말하는데, 이 추세라면 '2명 중 1명이 암으로 죽는 시대'가 될 날도 멀지 않아 보인다.

암과 나란히 '국민병'이라 불리는 당뇨병은 어떠한가? 현재 환자 수는, 당뇨병 예비군까지 포함해 2000만 명을 훌쩍 넘는다. 50년 전인 1960년대 초에는 고작 3만 명에 불과했었다. 인공투석을 하는 환자의 수도 30만 명대로 올라섰다. 일본투석의학회 통계조사위원회의 집계에 따르면, 인공투석을 하는 환자의 수가 10년 전에는 20만 명 정도였고, 40년 전인 70년대에는 1만 명에 불과했다.

고령화사회(총인구 중 65세 이상의 인구가 7% 이상인 사회) 특유의 질병인 알츠하이머병(치매를 일으키는 퇴행성 뇌질환)도 급증하고 있다. 일본 후생노동성에 따르면, 치매 환자의 수는 2012년에 462만 명인데 그중 68%가 알츠하이머병이다. 게다가 그 예비군도 400만 명이나 된다. 2005년에는 200만 명 정도였었다.

이처럼 일본은 분명 세계에서 제일가는 장수국이지만, 동시에 부끄러운 '질병 대국'이기도 하다. 의료 기술은 나날이 진보하고 신약은 속속 개발되고 있건만 왜 이런 참상이 벌어지는 걸까?

'질병 대국'의 근저에는 먹을거리 문제가 자리하고 있다. 시판 식품에 들어가는 화학첨가물은 남용 수준을 넘어섰다. 환경오염도 심각하다. 몇 해 전에는 다이옥신 문제로 떠들썩했고, 최근에는 미세 입자상물질(粒子狀物質)인 초미세먼지(PM2.5)[1]와 황사 등 대기오염물질과 관련된 문제로 시끄럽다. 유독(有毒)물질로 범벅이 된 중국산 식품의 수입 문제도 있다. 이러한 상황에서 내 몸과 가족을 지킬 수나 있을지 걱정이다.

의료 현장에 있는 내게는 일본이 질병 대국으로 변해가는 원인이 똑똑히 보인다. 그래서 이 책을 썼다. 현재 일본이 안고 있는 문제점을 자세히 밝히고 그 문제를 하나하나 해소하는 방법을 제안할 것이다. 몸의 이상이나 질병의 원인을 알고서도 대처하지 않는다면 나와 가족의 건강을 방치하는 것이나 다름없다.

나는 환자를 치료할 때 질병의 근원을 치료하는 데 중점을 둔다. 그 근원을 찾아 ①효소식, ②품질 좋은 건강보조제의 섭취, ③원적외선 치료 기기나 침구(鍼灸) 등을 이용한 물리요법을 쓰면 대부분의 질병은 개선된다. 위염과 장염은 물론이고 요통, 목 통증, 무릎 통증, 좌골신경통 같은 통증이 사라지고 비염, 천식, 두통도 거의 완치된다. 암, 류머티즘 같은 난치병도 대부분 치료된다. 원인이 있기에 병이 생겼으니 그 원인을 바로잡으면 본질적으로 치유되기 마련이다.

효소 식생활이야말로 장을 지키고 건강을 유지하는 최선책이다

내가 생각하는 질병의 근원은 '오염된 장(腸)'이다. 장의 오염 상태를 개선함으로써 '장 면역력'을 끌어올리지 않으면 병이 낫지 않는다. 그러기 위해 빼놓을 수 없는 요소가 바로 '효소가 풍부한 식생활'이다.

효소는 인체라는 화학공장에서 영양소를 생명에너지로 바꾸는 데 있어 촉매제 역할을 하는 아주 중요한 물질이다. 효소의 혜택을 받으려면 익히지 않은 과일과 채소, 발효식품을 꼭 챙겨 먹어야 한다. 그 음식들에는 효소가 있고, 3대 영양소(탄수화물·지방·단백질)와 비타민·미네랄·피토케미컬이 있으며, 양질의 수분도 있다.

그리고 하나 더, 효소만큼이나 건강을 견인하는 데 중요한 요소가 식이섬유다. 채소와 과일, 해조류에 다량 함유된 식이섬유는 배설을 원활하게 하는 등 장의 작용에 빠뜨릴 수 없는 영양소다. 게다가 장내 세균의 먹이가 되기도 한다. 장내 세균의 발효로 생겨난 단쇄지방산이라는 유기산은, 우리의 면역력을 상승시키는 등 건강의 유지와 향상에 매우 중요한 존재임이 최근 들어 밝혀졌다. 그러니 식이섬유도 충분히 섭취하자. 현미나 배아미, 잡곡, 채소, 과일, 콩류, 감자류, 해조류, 버섯류 등의 식품을 식탁에 올리자.

이 책에서는 '산화'와 관련된 문제도 다룰 것이다. 현대를 사는 우리가 활성산소 문제에서 벗어나기란 불가능하기 때문이다.

건강은 타인(의사)으로부터 주어지는 것이 아니라 내 힘으로 스스로 쟁취해야 하는 것이며, 그래야 하는 시대에 우리는 살고 있다. 이 책이 독자 여러분의 건강을 지키는 데 도움이 되리라 믿는다.

츠루미 다카후미

차 례

펴내는 글 _ 건강을 쟁취하는 비결, 효소 식생활　06

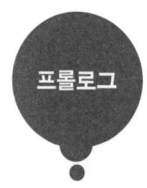 **프롤로그** 　장(腸)이 썩고 있다!
우리 몸도 약해지고 있다!

병원만 믿었다간 더 큰 병에 걸린다　18
- 증상이 사라졌다고 병이 나은 걸까?　19
- '진단 후 즉시 투약'이 정답은 아니다　20
- 항암제 때문에 병이 더 늘어난다　23
- 약을 계속 쓰면 면역력의 기반이 무너진다　26
- 유기적인 관계를 바로잡아서 치료해야 한다　28

장 오염을 치료해야 수명과 건강이 보장된다　30

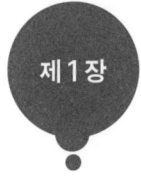

제1장 수명과 건강을 좌우하는 효소의 위력

효소는 생명활동의 촉매제   36
- 하웰 박사의 위대한 발견   37
- 효소는 한 우물을 파는 직장인 같다   39

체내 효소의 비밀 1 _ 매일 쓸 양을 스스로 만든다   41
- 생산량이 정해져 있다!   43
- 효소를 아껴 쓰면 150년은 살 수 있다   46

체내 효소의 비밀 2 _ 대사효소의 작용은 생명활동 그 자체다   49

체내 효소의 비밀 3 _ 무심코 먹은 음식이 효소를 낭비한다   52
- 소화 과정에서의 효소의 역할   53
- 식습관의 역습   55
- 현대인의 식생활은 췌장액이 빠져나간 개의 처지와 같다   60

체내 효소의 비밀 4 _ 체내 효소의 낭비를 막는 생활　62
- 단식으로 체내 효소를 온존한 펭귄　63
- 효소의 보존을 돕는 '먹는 순서'와 '꼭꼭 씹어 먹기'　64
- 수면으로 체내 효소를 충전한다　67

체외 효소의 비밀 1 _ 날음식에 있으며 소화를 돕는다　69
- 생식의 힘　70
- '생식의 힘'으로 되살아난 동물원　72

체외 효소의 비밀 2 _ 우리는 지금 효소 없는 식사를 하고 있다　74
- 전통식은 우리 민족의 체질 맞춤식이다　75

체외 효소의 비밀 3 _ 식이효소를 효율적으로 섭취하는 방법　79
- 금방 짠 주스를 공복에 마신다　79
- 강판에 갈아서 먹는다　80
- 발효식품으로 장내 세균을 늘린다　82
- 효소 보조제로 체내 효소의 온존을 돕는다　83

체외 효소의 비밀 4 _ 장내 세균의 효소는 체외 효소다　87
- 장내 세균이 대사물질을 만든다　87

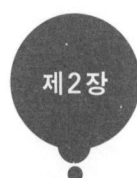

제2장 면역력의 신세계, 장 면역력

질병의 근본 원인은 '장의 부패'　90

사람은 혈관과 함께 늙는다　94
- 미세 순환을 개선하는 효소의 힘　95
- 혈액은 장에서 만들어진다?　99

장관면역은 병원균과 이물질의 암살자　102
- 뇌는 장의 '끄트머리'에서 태어났다　103
- 소장 그리고 장관면역　103
- 나이 들면서 면역계의 중심이 이동한다　105
- 콜레라에 걸린 일본인, 콜레라에 걸리지 않은 현지인　106

변의 색깔로 면역력을 체크한다　108

식이섬유의 무한한 능력　112
- 생활습관병의 근원은 식이섬유가 빠진 식사　113
- 하지정맥류도 식이섬유 부족이 원인이다　115

장내 세균은 식이섬유를 좋아해　119
- 유익균, 유해균, 중간균　120
- 식이섬유의 뜻밖의 위력　122

면역력의 근원, 단쇄지방산　124
- 반추동물을 연구하다 발견한 단쇄지방산　126

우리는 장을 오염시키는 독을 먹고 산다　128
- 장을 부패시키는 독들　129
- 리놀레산은 '적정량'을 초과하면 독으로 돌변한다　130

상상했던 것 이상으로 소화불량은 무섭다   132
- 소화불량은 만병의 근원이다   133
- 소화불량을 일으키는 10가지 원인   135
- 6부 식사를 해야 하는 이유   138

효소반단식으로 독소 범벅의 세포를 정화한다   140
- 약도 메스도 없이 '세포 변비'를 해소한다   141
- 효소반단식은 부작용이 없다   142
- 효소반단식으로 얻을 수 있는 10가지 효능   143

초심자를 위한 효소반단식 프로그램   145
- 효소반단식의 기본   146
- 효소반단식 초보 코스   147

제3장 독소로부터 장을 지킨다

우리가 먹는 음식 속에는 영양소만 있을까?   152
- 우리가 매일 먹는 식품첨가물   154
- 꿀벌이 사라질 만큼 독한 농약의 독성   155
- 잔류농약 투성이 수입 농산물   160
- 입에 단 음식이 몸에는 나쁘다   162

장 해독에는 식이섬유만한 것이 없다   164
- 독소를 흡착하는 식이섬유의 힘   165

- ● '생식 60%, 가열식 40%'가 이상적인 식사　167
- ● 해독을 돕는 채소들　168

구로야키와 현미로 몸을 정화하라　172
- ● 일본의 전통적 지혜 '구로야키'　173
- ● 현미의 강력한 해독 효능　175

배변량은 건강의 척도다　178
- ● 의외로 장수했던 신석기인의 비밀　179
- ● 배변량이 점점 감소하고 있다　179

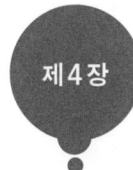

제4장 산화로부터 몸을 지킨다

21세기 최대의 골칫거리, 활성산소　182
- ● 지금은 활성산소의 시대　183
- ● 활성산소는 나쁘기만 할까?　184
- ● 장내 부패만큼이나 활성산소도 온갖 질병을 일으킨다　186

비타민으로 세포의 산화를 막아라　188
- ● 나이와 함께 쇠퇴하는 항산화 효소　189
- ● '항산화 비타민'의 힘을 빌린다　191

효소 활동의 윤활유, 비타민과 미네랄　195
- ● 에도시대의 무사가 미네랄 결핍이었던 이유　196
- ● 항산화 효소의 생산을 돕는 미네랄　198

항산화의 새로운 주역, 피토케미컬　200

목탄의 놀라운 힘　204
　● 2천 년 전의 사체를 '사후 4일'의 상태로 유지한 목탄　204
　● 전자파를 차단하고 음이온을 공급한다　206

음이온으로 산화를 막는다　208
　● 음이온이 몸을 중성으로 만든다　209
　● 식물에 존재하는 음이온　212

항산화 보조제로 생명활동이 더 활성화된다　215
　● 항산화 보조제의 필요성　216
　● 왜 심장암과 비장암은 없을까?　218

면역력을 높이는 식품들　221
옮긴이의 글 _ 지금 우리에게 가장 필요한 것은 효소 식생활　225
각주 해설　229
참고 문헌　239

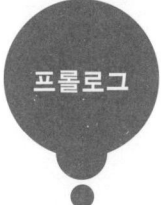

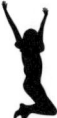

장(腸)이 썩고 있다!
우리 몸도 약해지고 있다!

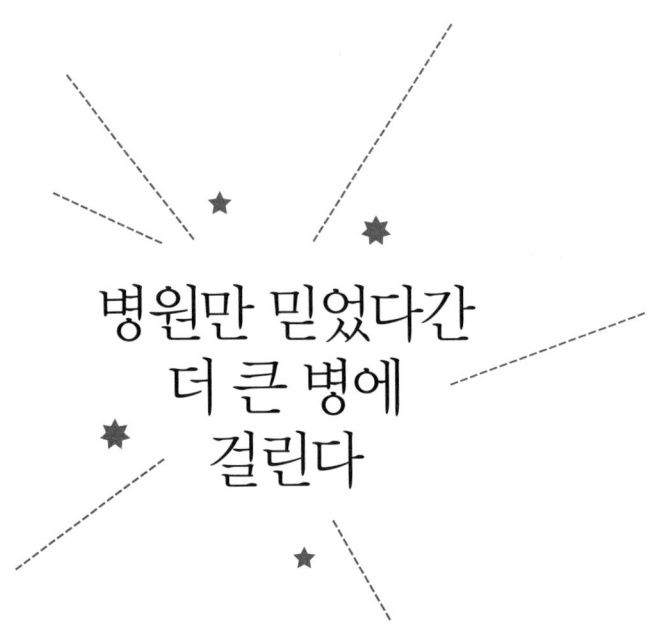

병원만 믿었다간 더 큰 병에 걸린다

건강해지는 방법을 알아보기에 앞서 먼저 질병에 대해 생각해보자.

우리 몸에 생기는 질병은 크게 급성 질환과 만성 질환으로 나뉜다.

급성 질환이란 문자 그대로 갑작스레 일어나는 질병을 의미하는데 바이러스에 의한 인플루엔자나 폐렴, 열사병, 식중독에 의한 장염 등이 그 예다. 돌연 혈관이 막혀버리는 뇌경색이나 심근경색도 어떤 의미에서는 급성 질환이다.

이와 반대되는 개념이 만성 질환이다. 만성 질환은 생활습관으로 생긴 질병이나 노화 현상에 수반되어 나타나는 질병을 말한다. 현재 일본인을 괴롭히는 암, 당뇨병, 고혈압, 알츠하이머병 등이 이에 속한다.

증상이 사라졌다고 병이 나은 걸까?

급성 질환과 만성 질환은 원인이나 병으로 나타나기까지의 과정이 많이 다르다. 그러므로 치료법이나 치료 방침 역시 달라야 한다. 그런데 현실은 이 원칙과는 동떨어져 있다.

현재 의료 현장에서의 주류는 서양의학이다. 서양의학은 급성 질환에는 위력을 발휘한다. 수정체가 혼탁해진 백내장이라면 혼탁해진 수정체를 제거하고, 관상동맥이 좁아지는 협심증이라면 좁아진 관상동맥을 확장시킨다. 장이 막히는 장폐색이라면 개복수술 등으로 막힌 곳을 뚫어줌으로써 우리 몸에 편안함을 제공한다.

나는 서양의학의 중요성과 필요성을 충분히 인정한다. 그럼에도 불구하고 제기하고 싶은 문제점이 있는데, 서양의학은 어디까지나 대증요법(allopathic medicine, 對症療法)이라는 사실이다.

대증요법은 문제가 생긴 부위를 회복시키는 데 주안점을 둔 의료법으로, 구급이나 급성 질환에는 위력을 발휘하지만 시간이 흐른 뒤에 폐해가 나타나는 경우가 많다. 눈앞의 증상만 보고 치료할 뿐 근본적인 원인을 바로잡지 않기 때문이다. 왜 수정체가 혼탁해졌는지, 왜 관상동맥이 좁아지고 장이 막혔는지 의심하는 관점이 결여되어 있다. 현상의 원인을 바로잡지 않으니 같거나 유사한 질병이 반복해 나타나는 것은 시간문제다.

'진단 후 즉시 투약'이 정답은 아니다

서양의학의 대중요법을 비판하는 또 다른 이유는, 근본원인은 방치한 채 '약'을 써서 증상을 다스리기 때문이다. '진단 후 즉시 투약'이라는 관행으로 환자를 약으로 절여버린다. '진단 후 즉시 투약'의 관행은 현재의 진료에서는 거의 상식화됐다. 예컨대 이런 식이다.

- "고혈압이네요. 강압제로 조절합시다."
- "콜레스테롤 수치가 높군요. 환자 마음대로 약을 끊거나 걸러 먹으면 위험하니까 매일 빼먹지 말고 계속 복용하세요."
- "당뇨병이 악화되었습니다. 일단 약을 먹으면서 상태를 봅시다."
- "위궤양입니다. 항궤양제를 처방해 드리죠."
- "감기군요. 항생제를 드세요."

부작용이나 합병증(새로운 질병)이 없다면 이 방법도 나쁘지 않을지 모른다. 하지만 약을 장기간 복용하면 필연적으로 부작용이나 합병증이 생기는데, 그 경우 원래 병보다 더 무섭고 나쁜 병에 걸리는 경우가 많다.

흰개미 때문에 벽이 무너졌다면 흰개미의 습성을 고려해 무너진 벽을 수복해야 한다. 흰개미라는 놈들은 집의 기초부터 좀먹기 때문에 근본부터 바로잡지 않으면 그 집은 결국 무너지고 만다. 그런데 서양의학은 약과 수술로 무너진 벽만 수복하고는 다 됐다고 호언장담한다. 그래서는 근본적인 개선에 이르지 못한다.

서양의학의 문제점을 하나 더 꼽으면, 질병을 예방하지 못한다는 것이다. '의사가 제 병 못 고친다'라는 속담이 있다. '남의 건강을 챙기는 의사가 정작 제 건강은 챙기지 못한다'는 뜻인데, 서양의학의 치료를 보고 있자면 '의사 자신이 병을 예방하는 치료법을 모르기 때문에 병에 걸리고 만다'는 얄궂은 소리로도 들린다. 다시 말해 '의사가 질병을 예방하지 않는(예방하지 못하는) 의료를 하기에 본인 역시 환자가 되고 만다'는 것이다.

극단적으로 말하면, 서양의학은 '검사를 잘하는' 의료일 뿐 질병을 예방하거나 몸을 건강하게 만드는 일에는 등을 돌린 것은 아닌가 하는 생각마저 든다. 최근에는 '예방의학'이란 단어도 자주 들리지만 전반적으로 보면 아직도 예방에 대한 의식은 상당히 부족해 보인다.

서양의학이 예방과 근본원인 치유는 뒤로 하고 증상 개선에만 열심인 구체적인 예를 소개하겠다.

내 병원에서 두 번 정도 치료를 받은 류머티즘 환자가 내 앞으로 팩스를 보내왔다. 내용은 이랬다.

'선생님, 겨우 원인을 알아냈습니다. H병원에서 검사를 받았는데, 제 병명은 류머티즘이 아니라 쇠그렌증후군이라고 합니다. 앞으로 저는 이곳에서 치료를 받겠습니다.'

그녀가 말하는 쇠그렌증후군(Sjögren syndrome)이란 스위스의 안과 의사 쇠그렌이 보고한 관절류머티즘 합병증 가운데 하나로, 몸밖으로 액체를 분비하는 외분비샘에 림프구가 스며들면서 침과 눈물의 분비가 감소하여 구강 건조 및 안구 건조 증상이 나타나는 만성 자가면역질환이다. 단독으로 발병하기보다는 아교질병(만성 관절류머티즘, 류머티즘열, 피부근육염 등) 따위에 합병하여 나타나는 일이 많다.

여기서 주의 깊게 보아야 할 용어가 있다. 바로 '증후군'이다. 증후군은 어디까지나 병태, 즉 병의 증상이나 진행 단계를 나타내는 명칭이자, 몇 가지 증후가 늘 함께 나타나지만 그 원인이 명확하지 않거나 단일하지 않은 증상들을 통틀어 이르는 표현에 불과하다. 이 같은 병명 자체가 질병의 원인이 아닌데 이 용어를 질병의 원인으로 착각하는 사람들이 정말 많다.

의사도 예외는 아니다. 내가 아는 한 의사는 한 쪽 손이 마비돼서 고민하고 있었다. 그런데 불행하게도 다른 손에까지 마비가 오기 시작했다. 그는 다양한 병명을 꼽은 뒤 내게 이렇게 말했다.

"병명을 압축했습니다. 이제는 치료가 쉽겠지요."

이 의사 역시 병명을 '원인'으로 생각하고 끈질기게 추적했다. 그리고 약을 먹었다. '병명 진단 후 즉시 투약'이라는 서양의학의 관행에 충실했던 것이다. 진정한 원인을 밝혀내기보다는 병명에 걸맞은 약물을 투여하는 쪽이 더 중요하다고 착각하고 있는 것이다.

항암제 때문에 병이 더 늘어난다

암은 현대인을 괴롭히는 대표적인 난치병이다. 서양의학에서는 수술요법, 방사선요법 그리고 화학요법으로 암을 치료한다. 화학요법은 주로 항암제 치료를 뜻한다.

일본은 암 치료에 항암제를 가장 많이 쓰는 나라다. 일설에는 세계에서 쓰이는 항암제의 절반 가까이를 일본에서 쓴다고 한다.

효능부터 살펴보면, 항암제에는 암세포의 DNA를 끊어내는 힘이 있다. 우리 몸에 들어가면 독성이 강한 활성산소, 프리라디칼(free radical)을 발생시켜서 암세포의 증식 시스템을 파괴한다. 항암제는 원래 제1차 세계대전에서 화학무기로 쓰인 독가스 '나이트로젠 머스터드'에서 힌트를 얻어 만들어졌다. '진짜 독'에서 시작된 셈이다.

어쨌거나 독을 쓰다 보니 당연히 큰 대가가 따른다.

● 항암제는 암세포뿐만 아니라 정상 세포까지 공격해서 다른 질병을 유발하거나 새로운 암을 만들어낸다.

● 항암제는 영양분을 흡수하는 소장의 미세 융모(微細絨毛)를 파괴해서 전신 면역의 70%를 담당하는 소장 면역까지 파괴한다.[2]

항암제를 사용하는 것은 이처럼 위험성이 큰 데다 몸에 생긴 암세포의 반도 못 죽일 정도로 효과가 기대에 못 미친다. 게다가 항암제의 공격을 견디고 살아남은 암세포는 전보다 훨씬 강력해져서 크게 번식한다.

항암제가 얼마나 무서운 물질인지를 알려주는 이야기가 있다. 1988년 미국 국립암센터(NCI, National Cancer Institute)에서 〈암의 병인학(病因學)〉을 발표했는데, 여기에 그냥 지나칠 수 없는 사실이 실려 있다.

'항암제 치료를 받고 있는 15만 명의 암 환자를 조사한 결과 폐암과 유방암, 난소암 환자한테서 방광암이 증가했다. 백혈병 환자에게 항암제 치료를 하면 새로운 폐암이 증가했다. 난소암을 치료하면 대장암이 증가했다. 이처럼 항암제는 이름과 달리 암을 몇 배로 늘리는 증암제(增癌劑)다.'

미국 국립암센터의 데비타(Vincent Theodore DeVita, Jr.) 소장은 의사, 학자들과 가진 강연회에서 그 이유를 '항암제에 대한 내성인자(ADG, Anti Drug Gene, 반항암제 유전자)가 생기기 때문'이라고 설명했다. '암세포가 강력해져서 크게 번식'하는 상황인 것이다.

항암제에 대한 무서운 사실은 이뿐만이 아니다. 1984년부터 1985년까지 2년에 걸쳐 뉴욕대학교와 시카고대학교 등 미국 동부에 위치한 20개 대학교와 의료기관이 공동으로 항암제의 효능에 관한 연구를 실시했는데, 그 결과가 놀랍다.

조사는 폐암 4기 환자 743명에게 항암제를 투여하는 방식으로 이루어졌다. 이들 말기 폐암 환자를 네 그룹으로 나눠서 A그룹은 3종의 항암제를 동시에 투여했고, B그룹은 2종의 항암제를 동시에 투여했으며, C그룹은 1종의 항암제 F를, D그룹은 1종의 항암제 G를 투여했다.

네 그룹 중에서 암이 가장 많이 축소된 그룹은 몇 번이었을까? 예상대로 3종의 항암제를 투여한 A그룹이었다. 1종의 항암제를 투여한 C그룹과 D그룹은 암의 크기가 거의 줄어들지 않았다. 여기까지는 좋았다. 하지만 문제는 그다음이었다.

실험 후 환자가 가장 먼저 사망한 그룹을 조사했더니 놀랍게도 3종의 항암제를 투여해서 가장 많이 암이 작아진 A그룹이었다. 암의 크기에 큰 변화가 없었던 C그룹과 D그룹은 A그룹과 비교해서 7~10배나 더 오래 살았다. 항암제를 많이 투여할수록 암은 작아지지만 죽음 또한 빨리 찾아온다는 경악스러운 보고였다. 이런 현상이 나타난 이유로 다음의 두 가지를 들 수 있다.

- 항암제의 강한 부작용을 육체가 견디지 못했다.
- 폐암이 축소된 듯 보였으나, 실제로는 도망쳐서 살아남은 암이 오히려 강해졌고 후에 급속도로 번식했다.

실제로 A~D그룹 환자들이 주로 겪은 부작용과 합병증은 신부전, 폐렴, 다발성 장기부전[3], 새로운 암, 재생불량성 빈혈 등이었다.

이 연구 보고는 30년도 더 전의 일이다. 현재는 의료기술이 진보해서 항암제도 암세포를 가진 분자만을 표적으로 삼아 공격하는 분자표적치료제 같은 신약이 개발되었지만, 이레사(Iressa) 소송 같은 새로운 문제도 생겨나고 있다. 이레사 소송이란 폐암 치료제인 이레사를 복용한 뒤 부작용으로 숨진 환자의 유족이 나라와 수입 판매 회사를 상대로 손해배상을 요구한 소송이다. 이를 보더라도 항암제가 지닌 본질은 예나 지금이나 같음을 알 수 있다.

내 병원에도 암 환자가 많지만, 위와 같은 이유로 항암제를 쓰지 않는다. 또 항암제는 장의 기능을 파괴하는데, '병은 장에서부터 다스린다'는 내 치료 사상과도 맞지 않는다.

나는 몸의 면역력을 높임으로써 암을 치료한다. 식생활을 개선하고, 장관의 면역을 활성화하고, 라이프스타일과 의식을 개선하고, 세포의 항산화력을 강화함으로써 암을 이기도록 한다.

약을 계속 쓰면 면역력의 기반이 무너진다

한마디로, 약 범벅의 치료는 무서운 짓이다. 인간이 본래 지닌, 스스로 낫고자 하는 자연치유력이나 면역력을 빼앗아버리기 때문이다.

또 다른 이유는 약 자체에 있다. 서양의학의 약은 주로 화학물질로 만들어진다. 우리 몸에 자연스레 흡수되는 미네랄·피토케미컬 등의 천연 물질은 전혀 들어 있지 않다. 생명력이 없는 무기적 물질일 뿐이다. 그래서 인체에 들어오면 '이물(異物)'이 되어 생체항상성(homeostasis)[4]을 크게 손상시킨다.

이물이란 원래 우리 몸에 존재하지 않았던 물질이다. 동물과 식물과 광물은 삼위일체로, 동물은 식물을 먹고 식물은 광물을 먹기에 관계가 성립된다. 동물이 식물을 건너뛰고 바로 광물을 먹을 수 없는 노릇이다. 화학약제는 거의 광물에 가깝다. 식물을 건너뛰고 광물을 먹으니 문제가 생긴다.

예를 들어, 우리 몸에 있어 이물인 위궤양 약을 장기간 복용하면 암이나 당뇨병에 걸린다. 원래 위는 공복일 때의 pH가 5 정도인데, 음식물이 들어오면 1.5 근처까지 떨어진다. 이때 위액 속 단백질 분해 효소인 펩신(pepsin)이 분비돼 위산과 섞여서 소화를 시작하는데, 위궤양 약을 장기간 복용하면 위의 pH가 7 근처까지 올라가 위산이 묽어진 탓에 소화불량을 일으킨다. 위 내부가 소화불량으로 부패하면 유해균인 파일로리균(pylori)[5]이 번식한다. 여기에 먹을거리 인자가 얽히면 당뇨병이 발병한다.

항생제 역시 우리 몸에는 이물이다. 항생제를 투여하면 장내(腸內) 세균 중 유익균을 사멸시키기 때문에 장 내부는 부패균 천지가 된다. 장이 부패하면 면역력이 떨어져 온갖 질병에 걸린다. 부신피질호르몬제(스테로이드제)는 계속 복용하면 감염증에 취약해지든가 백내장이 생기든가 골다

공증에 걸리든가 하다가 돌연사하는 경우까지 생긴다.

　이처럼 약을 지속적으로 복용하면 지금 안고 있는 문제와는 또 다른 문제가 생기기 쉽다. 이 점을 반드시 기억해야 한다. 과거에도 약 때문에 전신 신경장애와 실명을 유발하는 스몬병(SMON. 아급성 척수시신경증)[6], 팔다리가 짧거나 없는 기형아를 출산한 탈리도마이드(Thalidomide. 수면제의 한 종류)[7] 사건, 다운증후군, 알츠하이머병 같은 사고가 있었다.

　미국에서는 '의료 사고로 인한 사망'이 매년 사망 원인의 상위를 차지하고 있다. 의료 사고 중에서도 '약에 의한 부작용'이 가장 많다는 점도 놀랍다. 항암제도 사인과 관련해 많은 문제를 품고 있다.

　거듭 말하지만, 약은 이렇게나 무섭다.

유기적인 관계를 바로잡아서 치료해야 한다

　서양의학의 대증요법과 흔히 비교되는 의료가 자연요법(naturopathy)이다. 자연요법은 질병의 원인을 식생활과 정신 측면에서 찾고, 식사 내용이나 섭취법을 바로잡아서 몸의 상태를 조정하며, 유기적인 연결을 중시한다. 이것이야말로 원인요법이요, 근본요법이다. 자연의 힘이나 물리적 작용을 활용해서 치료하며 광선요법, 전기요법, 온천요법, 기후요법, 온열요법, 마사지요법 따위가 있다. 그 근저에는 '음식은 피가 되고 살이 된다'는 발상이 탄탄히 자리잡고 있다.

의학의 아버지인 히포크라테스도 자연요법과 관련한 수많은 명언을 남겼다.

- "과식이 원인인 질병은 공복으로 치료한다."
- "음식이 약이고, 약이 음식이다."
- "우리의 몸속에는 100명의 명의가 살고 있다."
- "환자를 먹이면 병을 키우는 꼴이 된다. 반면 식사를 주지 않으면 병이 빨리 낫는다."
- "병은 인체 스스로의 힘으로 저절로 치유되며, 의사는 이를 도울 뿐이다."

하나같이 지당한 소리다. 모두 2400년이나 전에 한 말들이니, 참으로 대단하지 않은가. 히포크라테스야말로 자연요법의 창시자라고 해도 과언이 아니다.

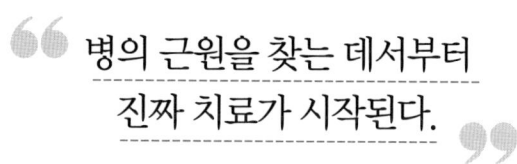

" 병의 근원을 찾는 데서부터
진짜 치료가 시작된다. "

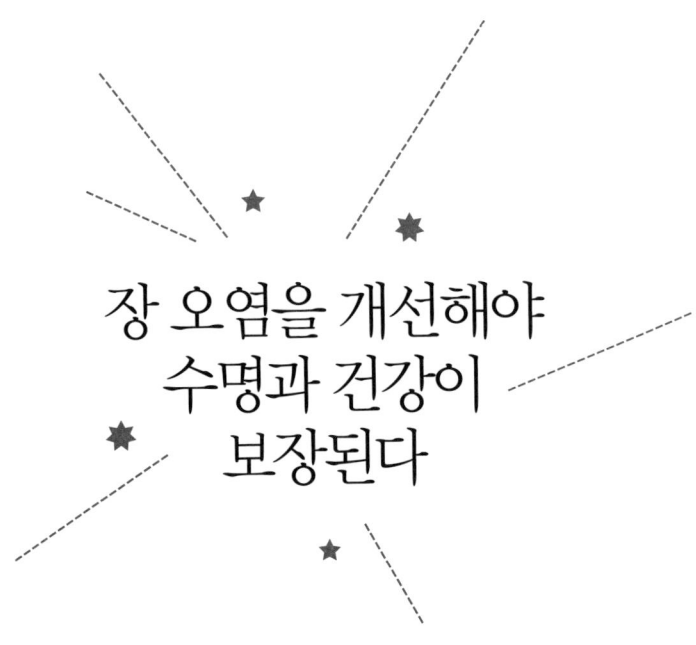

장 오염을 개선해야 수명과 건강이 보장된다

앞서 급성 질환과 만성 질환은 원인이나 발병의 과정이 다르다고 설명했다. 그러면 만성 질환은 어떤 식으로 발병할까? 사람을 나무에 비유하면 그 과정이 쉽게 이해가 간다.

나무의 부위별 역할을 살펴보자. 잎은 태양에너지를 이용해 이산화탄소와 물로부터 유기물(포도당)을 합성하고 산소를 대기 중에 방출하니(광합성) 사람으로 치면 폐에 해당한다. 줄기는 나무의 몸이니 사람으로 치면 뼈와 근육과 피부다. 그렇다면 나무의 뿌리는 어디에 해당할까? 바로 장이다.

뿌리는 땅속 깊숙이 뻗어나가 토양 속 영양과 수분을 흡수해 줄기를 거쳐 나뭇잎과 열매까지 전달한다. 인체에서 영양을 흡수하는 세포는 소장의 공장(空腸)과 회장(回腸)에 있는 장융모(腸絨毛)다. 영양 흡수세포 없이 인간은 몸에 필요한 영양분을 얻지 못한다.

장융모는 300만 개가 있는데, 장융모 하나에는 5000개나 되는 영양 흡수세포가 있다. 소장 전체로 보면 1500억 개의 영양 흡수세포가 있는 것이다. 이 방대한 수의 세포들이 장속의 영양분을 흡수한다. 참고로, 수액(樹液)은 혈액과 림프액에 해당한다.

토양이 부패하면 그곳에 뿌리내린 나무는 어떻게 될까? 조만간 말라 죽는다. 사람도 토양에 해당하는 장속이 부패하면 면역력이 떨어지고 곧 질병으로 이어진다. 앞서 설명한 항암제는 장융모에 있는 영양 흡수세포를 파괴한다. 이 점이 내가 항암제를 쓰지 않는 결정적인 이유다.

영국 국왕의 주치의였던 아바스노트 레인(William Arbuthnot Lane) 박사는 오랜 세월 동안 장의 다양한 장애에 관해서 연구했다. 그는 장 질환으로 수술을 받고 회복기에 접어든 환자들 중에 수술과는 아무 상관이 없어 보이는 지병이 놀랄 정도로 호전되는 경우가 있음을 발견했다. 관절염 때문에 휠체어 생활을 하던 소년이 장 수술을 받고 반년 뒤에 두 발로 걸을 수 있게 된 일이나, 갑상선종이 있었던 여성이 장 일부를 제거하자 역시 반년 만에 부종이 사라진 경우가 대표적이다. 이 같은 일을 몇 번이나 목격한 레인 박사는 독소에 오염된 장과 다른 기관의 기능 사이에 깊

:: 인체를 나무에 비유하면

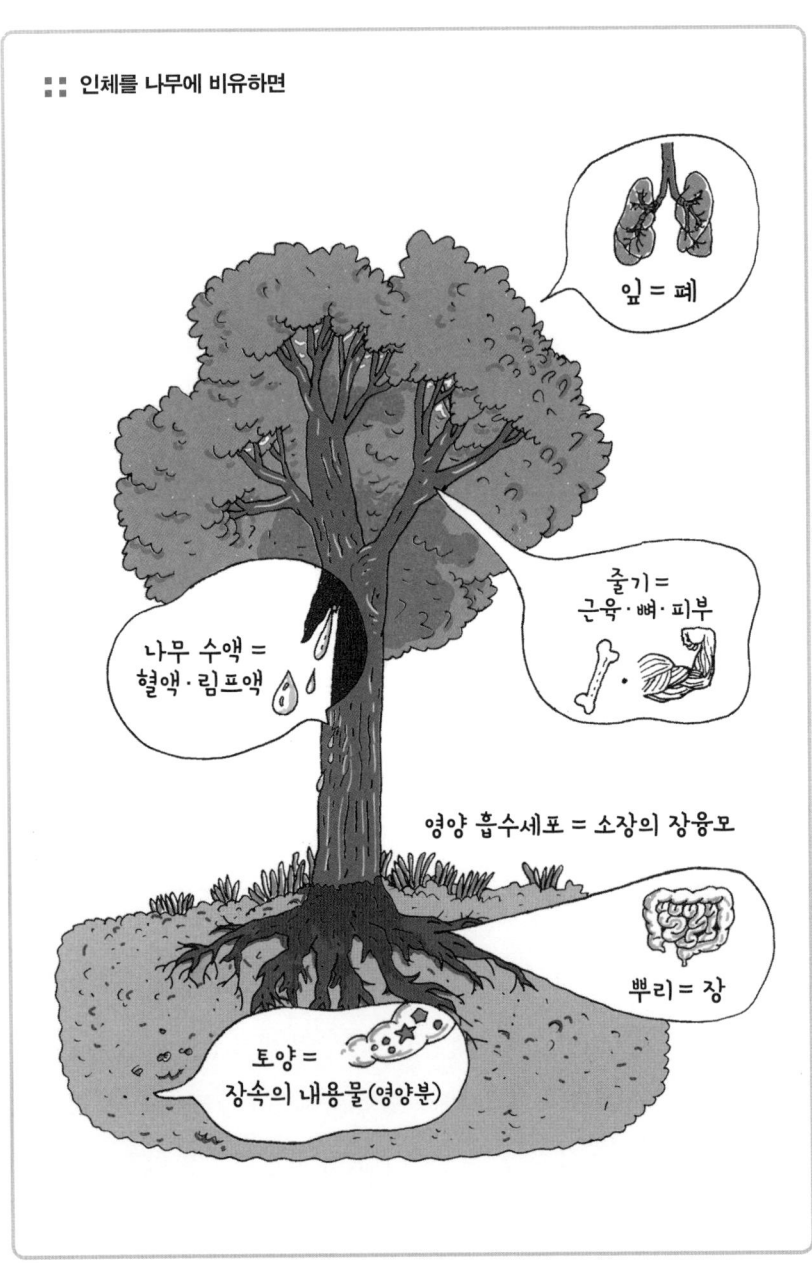

은 관련이 있음을 깨닫게 된다. 레인 박사는 이렇게 말했다.

"질병은 미네랄·비타민 같은 특정 영양소나 섬유소가 부족해서, 혹은 자연 방어균(유익균)의 세균총(flora) 등 몸의 정상적인 활동에 필요한 방어물질이 부족해서 발생한다. 이런 사태가 벌어지면 유해균이 대장에 침입해서 번식한다. 그 과정에서 생겨난 독은 혈액을 오염시켜 우리 몸의 모든 조직, 샘(腺), 기관을 서서히 좀먹어 파괴한다."

'장 오염을 치료해서 젊음을 되찾을 수 있다'는 건강법을 주장하는 버나드 젠슨(Bernard Jensen) 의학박사는 레인 박사가 발견한 사실에 대해 다음과 같이 설명했다.

"레인 박사의 발견은 장이 체내의 다른 기관과 연계해서 기능한다는 사실을 증명하고 있다. 장이 기능 부전에 빠지면 다른 기관에도 전염된다. 장에서 도미노 현상이 시작되는 것이다."

이 두 명의 선각자는 모두 '장(소장과 대장)의 부패가 질병의 출발점'이라고 결론 내렸다.

내게도 비슷한 경험이 있다. 어렸을 때 나는 소아천식을 앓았었다. 괴로워하는 나를 위해 할머니는 매일 식사 때마다 채 썬 양배추를 잔뜩 내놓으셨다. 라디오 프로그램에서 '천식에 양배추가 좋다'라는 말을 들으셨기 때문이다. 소스를 쳐서 먹는 양배추의 맛에 푹 빠져서 나는 아침저녁으로 엄청난 양의 양배추를 먹었다. 그랬더니 천식이 거짓말처럼 싹 나았다. 모두 양배추 덕분이라고 생각한다. 그러다가 고등학교에 진학하면서 천식이 재발했다. 그 시절에 나는 마가린을 바른 토스트나 인스턴트 라면, 초콜릿 같은 단 음식을 주로 먹었다. 이 세 가지 중 하나만 먹어도 발작이 일어났다.

이처럼 나는 '천식은 식생활이 나쁠 때 발병한다. 식사를 개선하면 천식은 낫는다'는 사실을 경험으로 배웠다. 소년 시절의 이 경험이 지금도 내 의료의 커다란 버팀목이 되고 있다.

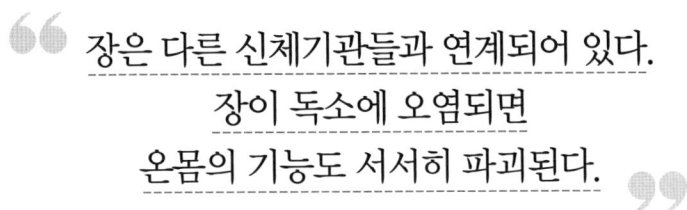

장은 다른 신체기관들과 연계되어 있다.
장이 독소에 오염되면
온몸의 기능도 서서히 파괴된다.

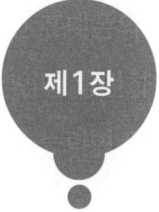

제1장

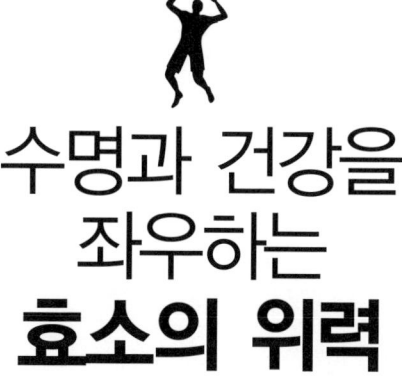

수명과 건강을 좌우하는
효소의 위력

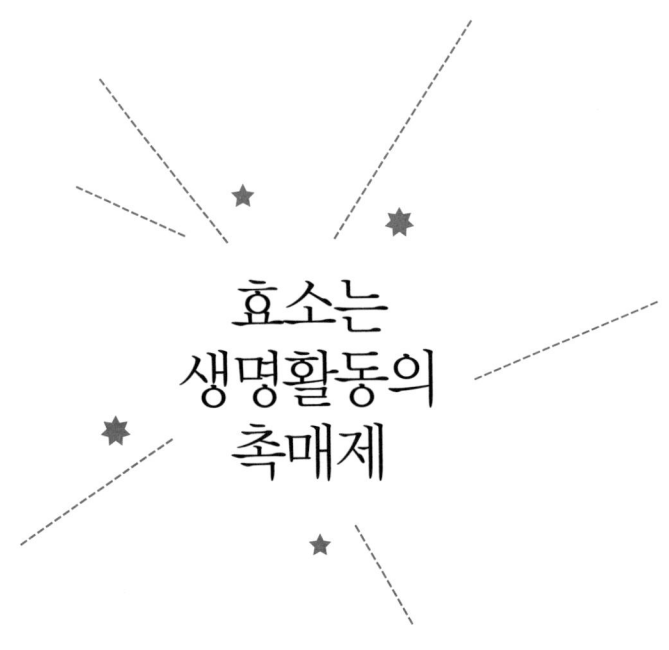

효소는 생명활동의 촉매제

　나는 환자를 만나면 병의 근원을 먼저 따진다. 오랜 진료를 통해 알아낸 병의 원인은 대부분 '장내 오염'이며, 식생활을 바꾸고 좋은 건강 보조제를 섭취하는 것을 치료의 기본으로 삼고 있다.
　이러한 내 치료법을 지탱하는 근거가 '효소영양학'이다. 효소에 대한 연구는 시작된 지 얼마 안 되어 아직 모르는 사람들이 많은데, 건강이나 질병과 관련해 효소가 매우 중요한 역할을 한다는 사실에 관심을 갖는 사람들이 조금씩 늘어나고 있다.

하웰 박사의 위대한 발견

효소의 존재가 일반인에게 알려지기 시작한 것은 최근의 일이다. 일본의 경우 아직 10년도 채 안 됐으며, 효소영양학의 발상지인 미국도 30년이 채 안 된다.

효소영양학을 처음 세상에 내놓은 이는 미국의 에드워드 하웰 박사(Edward Howell, 1896~1986)다. 그는 무려 50년에 걸쳐 효소를 연구해 1985년에 《효소영양학(Enzyme Nutrition)》을 펴냈다.

하웰 박사의 책 내용은 실로 획기적이다. '질병은 왜 발생하는가?'라는 원론적인 질문에 대해 '효소 부족이 질병을 일으키며, 난치병은 극단적인 효소 부족이 원인'이라는 답을 찾아냈다. 수명을 결정하는 요인에 대해서도 언급했는데, 그때까지 자신이 어쩌지 못하는 '운명'으로 받아들였던 수명에 대해 박사는 이렇게 말했다.

"수명은 체내 효소의 양에 좌우된다."

즉 '몸이 가진 효소의 양에 따라 수명이 길어지기도 짧아지기도 한다'는 내용이었다. 충격 그 자체였다!

하웰 박사의 주장을 이해하려면 우선 인체 내에서 일어나는 화학반응에 대해 알아야 한다.

우리는 살기 위해 먹고 음식에 함유된 영양소를 흡수해 에너지로 전환한다. 전환된 에너지는 활동하는 데 필요한 에너지가 되거나, 질병을 퇴치하는 면역 에너지가 된다. 에너지원이 되는 영양소가 바로 단백질,

탄수화물(당질), 지방이다. 이 3대 영양소는 자동차로 치면 가솔린과 같은 존재다. 자동차는 가솔린을 넣기만 해서는 움직이지 않는다. 가솔린을 태워서 생성된 에너지로 엔진을 돌려야 하며, 그러려면 배터리가 필요하다.

인간도 자동차와 마찬가지다. 3대 영양소라는 연료를 몸에 집어넣기만 해서는 움직이지 않는다. 영양소라는 연료를 적정한 크기로 분해 및 소화해서 흡수하고, 그중 몸에 필요한 것은 이용하고 불필요한 것은 배설하는 과정이 필요하다. 그것이 대사(代謝)다.

대사는 한마디로 '에너지의 생산과 소비 작용'이다. 좀 더 구체적이고 과학적으로 설명하면 '생명 유지를 위해 유기체가 행하는 일련의 화학반응'이다. 화학반응은 어떤 물질이 자체적으로 혹은 다른 물질과 상호작용해 화학적 성질이 다른 물질로 변하는 현상이다. 단백질과 탄수화물, 지방이 여러 단계를 거쳐 에너지로 바뀌는 화학반응이야말로 생명활동의 정체다.

인간의 몸은 100조 개의 세포로 구성되어 있으며(보통 60조 개라고 하는데, 현재 미국에서는 60조 개에서 100조 개 사이로 수정되었다), 1개당 매분 100만 회의 화학반응이 일어난다. 우리 몸은 화학반응으로 생명에너지를 일으키는 커다란 공장인 셈이며, '건강'은 몸이라는 화학공장의 시스템이 순조롭게 가동하는 상태. 화학반응을 거쳐 흡수된 단백질은 골격과 세포조직, 점막 및 점액의 원료로 쓰이고, 당질은 세포 내 에너지 생산 공장인 미토콘드리아에 직접 작용한다. 지방도 에너지원인데, 세포막 같은 생체막의 성분으로 쓰인다.

이렇게 중요한 일련의 화학반응을 일으키는 촉매가 바로 효소(대사효소)다. 촉매란 자신은 변화하지 않으면서 주변 물질의 화학반응을 촉진하는 물질이다. '연소'라는 화학반응을 예로 설명하면 이해가 빠를 것이다. 각설탕에 성냥으로 불을 붙여도 각설탕은 타지 않는다. 하지만 각설탕 위에 담뱃재를 올리고 불을 붙이면 각설탕은 불꽃을 일으키며 타오른다. 담뱃재가 촉매 작용을 했기에 일어나는 현상이다.

한마디로, 효소(대사효소)는 '생명활동을 원활하게 처리하는 작업원'이다. 배터리가 없으면 가솔린이 연소되지 않듯 효소가 없으면 단백질도 당질도 지방도 에너지로 전환되지 못해 우리는 생명을 유지할 수 없게 된다. 하웰 박사는 그 사실을 일찌감치 깨닫고 효소를 '생명의 빛'이라고 부르며 효소영양학을 창시한 것이다.

효소는 한 우물을 파는 직장인 같다

인체 내에서의 중요성을 인정받아 효소는 '9번째 영양소'로 불린다. 단백질, 탄수화물, 지방이 3대 영양소이고 비타민, 미네랄, 식이섬유, 물, 피토케미컬이 그다음이다. 뒤이어 효소도 이들에 버금가는 영양소로 자리매김한 것이다. 단, 9번째 영양소로서의 효소는 '음식에 함유된 효소'를 가리킨다.

효소의 성분은 얼마 전까지 '단백질'이라고 알려졌는데, 본질은 단백질이 아니다. 단백질로 둘러싸여 있을 뿐 효소는 단백질 껍질 속에서 독자적으로 활동한다.

효소에는 활성의 중심이 되는 '구멍'이 있는데, 효소마다 이 구멍의 모양이 다르다. 이 구멍에 딱 맞는 기질(효소를 촉매로 화학반응을 일으키는 물질)을 만나면 효소는 촉매로 작용해 재빨리 분해나 합성 같은 화학반응을 일으킨다. 마치 '단백질 껍질에 둘러싸여 촉매 작용을 하는 생명체'처럼 보인다.

효소가 촉매로 작용하는 경우는 보통 1개 효소당 1가지 기질뿐이다. 예를 들어, 전분(탄수화물)은 소화효소인 아밀라아제(amylase)[8]의 기질이다. 아밀라아제는 전분은 분해할 수 있지만 단백질이나 지방은 분해하지 못한다. 단백질과 지방은 각각 프로테아제(protease)[9]와 리파아제(lipase)[10]라는 전담 분해 효소가 있다. 마치 완고한 직장인처럼 하나의 작업에만 관여한다.

효소의 크기는 종류에 따라 다른데, 5~20nm(나노미터, 1nm는 10억 분의 1m) 정도다. 1nm는 100만 분의 1mm이니 효소는 눈에 보이지 않을 만큼 미세한 것이다. 효소 하나가 1분 동안 합성(혹은 분해)하는 분자수는 평균 3600만 개다. 개중에는 1분에 4억 회나 화학반응을 하는 효소도 있다.

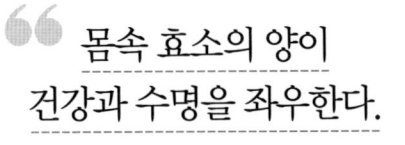

> **몸속 효소의 양이 건강과 수명을 좌우한다.**

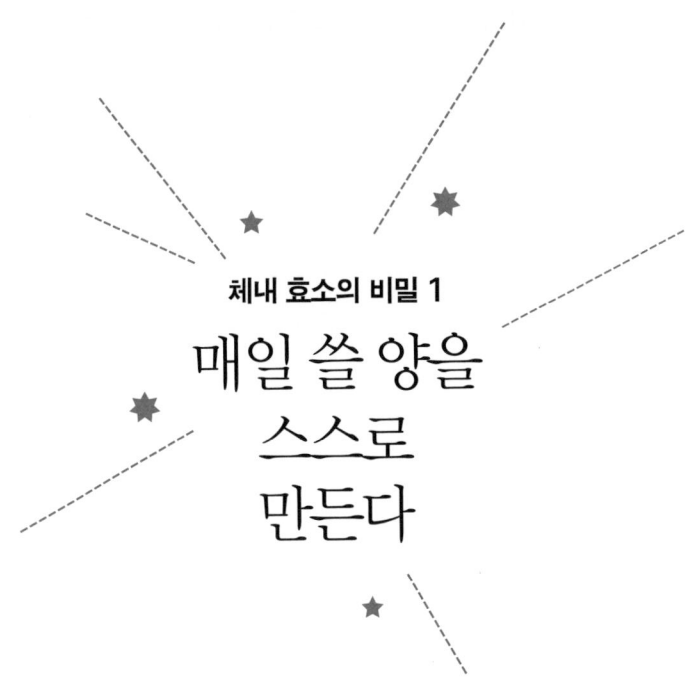

체내 효소의 비밀 1

매일 쓸 양을 스스로 만든다

효소는 크게 체내 효소와 체외 효소로 나뉜다. 체내 효소는 하웰 박사에 의해 '잠재효소'라고도 불렸는데, '소화효소'와 '대사효소'가 이에 속한다. 앞에서 설명한 몸속 화학반응의 촉매 역할을 하는 것이 대사효소다. 체외 효소에는 '식이효소'와 '장내 세균의 효소'가 포함된다. 장내 세균의 효소는 최근 내가 새로이 추가한 개념인데, 1장의 마지막 파트에서 소개하겠다.

먼저 체내 효소인 소화효소와 대사효소에 관해서 알아보자.

도표 1-2 :: 효소의 종류

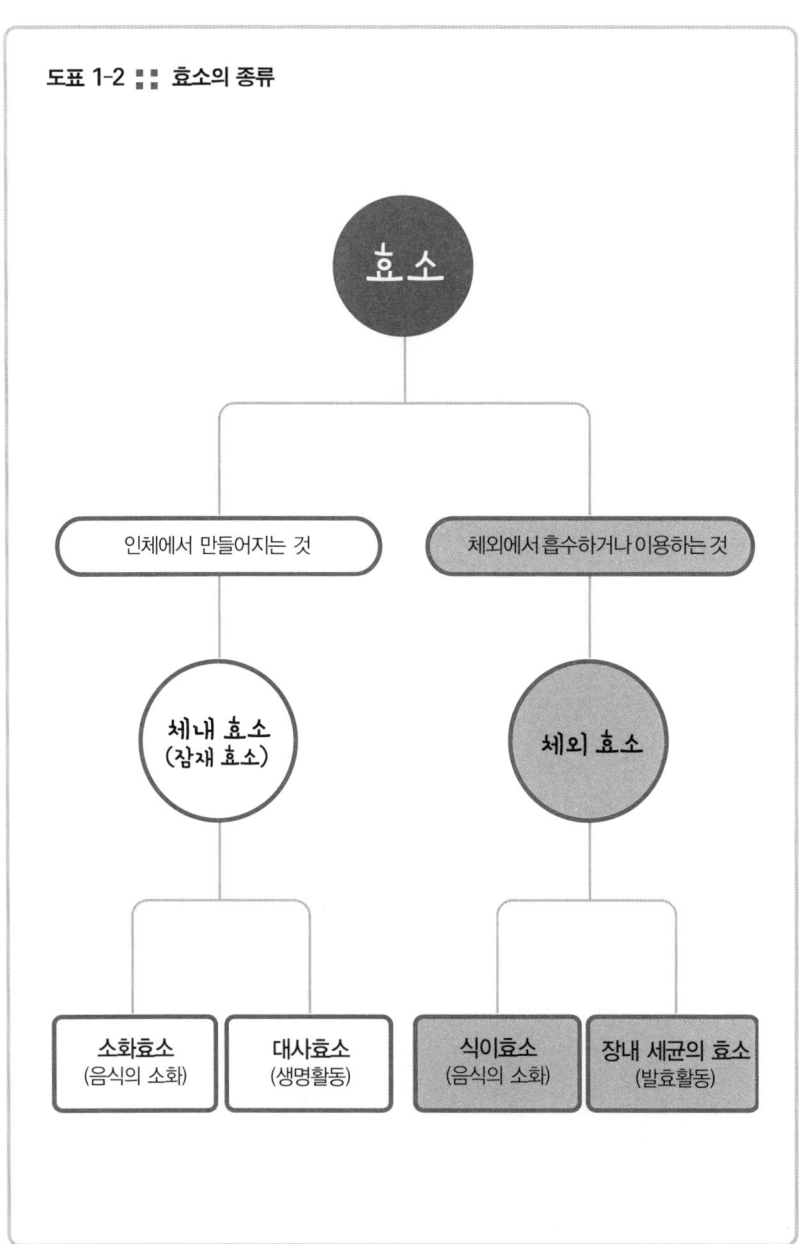

현재 알려진 체내 효소는 2만 종류가 넘는다. 그 가운데 소화효소는 24종류이고, 나머지는 모두 대사효소다. 효소가 만들어지는 장소는 각각의 세포 속인데, 세포핵에 있는 DNA가 어떤 효소를 만들지 청사진을 작성하면 유전자가 만든다.

우리 몸은 3대 영양소를 흡수해서 여러 화학반응을 거쳐 생명에너지를 얻는다. 이때 음식물을 소화시키고 영양분을 흡수하는 과정에서는 소화효소가 커다란 역할을 하고, 소화·흡수된 영양소를 피·살·근육으로 바꿔서 몸이 순조로이 활동할 수 있게 하는 역할은 대사효소의 몫이다. 대사효소는 이 외에도 해독, 면역 등 건강을 유지하는 역할도 한다.

생산량이 정해져 있다

소화효소와 대사효소 사이에는 기이한 상관관계가 있다. 체내 효소는 평생 생산되는 양이 정해져 있다(매우 중요한 사실이니 기억해두자). 또한 하루의 생산량까지 정해져 있다. 재미있는 점은, '하루에 만들어지는 일정량'을 우리 몸은 소화와 대사에 나눠 쓰고 있다는 사실이다. 소화와 대사 모두 인간의 생명활동에 없어서는 안 되는 중요한 작용인데, 체내 효소가 균형을 맞춰가며 두 작용 모두에 관여하는 것이다.

여기서 우리가 확실히 알아야 할 사실은 소화에 쓰이는 체내 효소의 비율이 낮아야 건강하다는 점이다. 하루에 생산되는 체내 효소 대부분을 소화에 빼앗기면 대사가 정체돼버리기 때문이다.

어떻게 그런 일이 생길까? 하루의 체내 효소 생산량을 생활비에 비유해보자.

생활하는 데는 기본적으로 집세와 식비, 수도 요금, 가스와 전기 등의 광열비가 들어간다. 전화 요금도 내야 하고, 아이가 있는 가정이라면 교육비도 들어간다. 의료비, 의복비, 교통비도 어느 정도 필요하다. 미래를 준비하는 저축을 하고, 때로는 여행 같은 이벤트도 필요하니 그것을 위한 저축도 해야 한다. 이처럼 생활에 꼭 필요한 경비는 대사효소다. 이러한 경비를 잘 처리해야 가정경제가 순조롭게 유지된다. 반면, 생활에 꼭 필요하지 않으면서 큰돈이 들어가는 지출이 있다. 유흥비가 대표적이다. 이러한 지출은 소화효소에 비유할 수 있다.

생활비는 정해져 있는데, 오락이나 음주 같은 유흥비로 대부분을 쓴다면 어떻게 될까? 가계를 운용하는 데 필요한 돈이 부족해져서 생활이 어려워질 것이다.

조금 억지스러운 면은 있지만, 체내 효소를 소화에 낭비하는 것은 가정으로 치면 생활비를 탕진하는 것과 비슷하다.

이것은 어디까지나 이해를 돕기 위한 예시다. 소화효소의 적절한 작용은 매우 중요하다. 체내 효소를 소화효소에 과잉 소비했을 때의 위험성을 이런 식으로 표현했을 뿐이다.

도표 1-2 :: 소화효소와 대사효소의 균형이 중요하다!

건강한 사람 = 가계가 탄탄한 가정

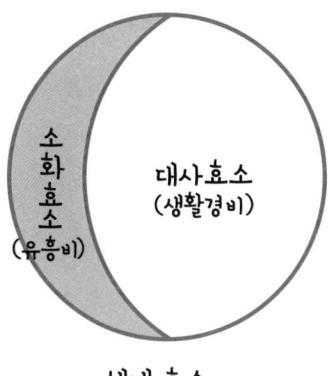

효소가 풍부한 식생활을 해서 소화가 순조롭게 이루어지면 체내 효소를 보존해서 대사에 효과적으로 사용할 수 있다.

건강하지 못한 사람 = 생활이 어려운 가정

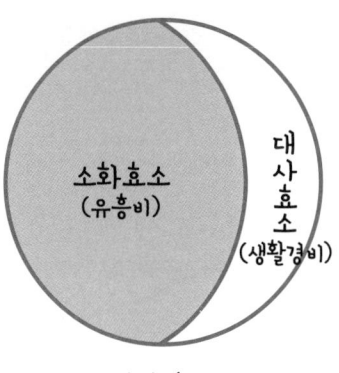

효소가 적은 식생활을 하면 소화 과정에 소화효소가 다량으로 소비돼버린다. 그 영향으로 대사에 쓰일 체내 효소가 적어지고 몸에 부담을 준다.

효소를 아껴 쓰면 150년은 살 수 있다

체내 효소에도 수명이 있다. 짧으면 몇 시간, 길어봤자 몇십 일이다. 어떤 효소는 배설되고, 어떤 효소는 아미노산으로 분해된 뒤 재흡수되어 새로운 효소나 단백질을 만드는 재료로 쓰인다. 교체할 건 교체하면서 끊임없이 새로운 효소를 만들어낸다.

그런 효소의 제조 능력에도 한계가 있다. 사람이 평생 동안 만들어낼 수 있는 효소의 총량은 정해져 있는데, 20세가량에 절정이다가 나이를 먹을수록 줄어들고, 40대에 들어서면서 급격히 감소하기 시작한다(도표 1-3). 갓난아기한테는 고령자보다 몇백 배나 많은 효소가 존

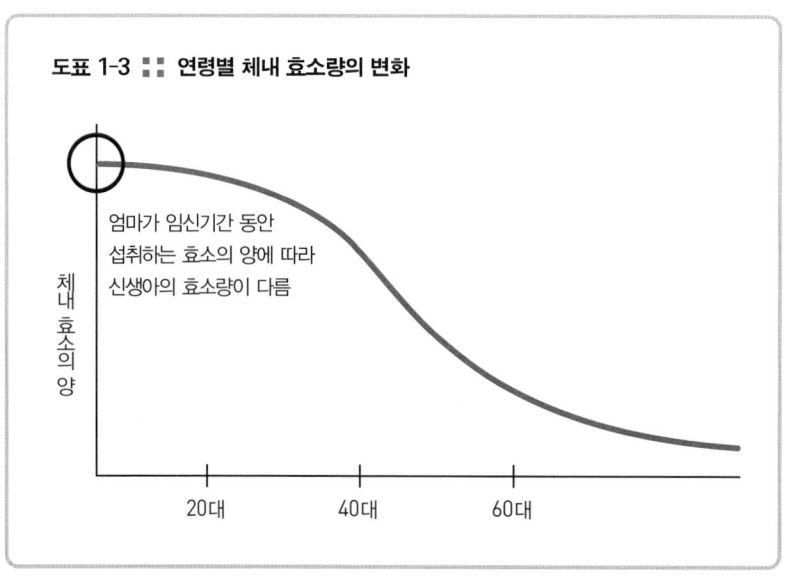

재한다고 한다. 젊을 때는 조금 무리를 해도 하룻밤만 푹 자고 나면 체력이 회복됐는데 중년을 넘기면서 충분히 잠을 자도 피로가 풀리지 않는 것 역시 효소의 양과 관련이 있다. 체내 효소의 활성은 요즘 물건으로 치면 휴대폰의 충전 능력과도 비슷하다. 산 지 얼마 안 된 휴대폰은 한 번만 충전하면 오래 사용할 수 있지만, 시간이 지나면서 서서히 충전 능력이 떨어진다.

평생 일정량이 생산된다지만 나이 들수록 생산량이 줄어들고 개인차도 있다. 태어난 순간부터 효소 생산 능력이 뛰어난 사람이 있는가 하면 그렇지 못한 사람도 있다. 예를 들어, 간에는 시토크롬P450(cytochrome P450)[11]이란 해독 효소군(群)이 있는데, 이 효소의 보유량은 개인마다 달라서 대량으로 갖고 태어난 사람은 매우 건강한 삶을 살 수 있다. 주위 사람들 중에 이상할 정도로 강인하고 병에 잘 안 걸리는 사람이 대체적으로 그렇다.

이런 차이는 체내 효소가 만들어지는 장소인 DNA와 깊은 관계가 있다. 어머니가 임신 중에 생채소나 생과일 같은 효소식(食)을 듬뿍 섭취했느냐 아니냐에 따라 분기점이 갈린다고 추측한다. 효소식을 넉넉하게 먹은 모친에게서 태어난 아이는 대개 건강하다. 난소에 효소가 증가하면서 아기에게 효소 많은 체질이 유전되기 때문이다. 출산을 준비하는 여성이라면 태어날 아기를 위해서라도 알아두면 좋을 정보다.

날 때부터 효소의 양이 많은가 적은가는 스스로의 힘으로는 어쩔 수 없는 일이기에 논외로 치더라도, 우리에게는 평생 일정량의 효소가 생산되기 때문에 효소를 허투루 쓰지 않는 생활을 하는 것이 정말 중요하다. 하웰 박사 역시 '체내 효소를 일찍 소진하느냐, 온존하면서 얼마나 소중하게 사용하느냐에 따라서 장수와 건강이 크게 좌우된다'라고 저서 《효소영양학》에서 설명하지 않았는가.

그래도 조금 안심되는 일이 하나 있다. 인간의 효소 저장량은 150세까지 살 만큼 충분하다는 사실이다(신비롭게도 인간은 죽을 때 자신의 몸을 분해해서 흙으로 돌아가기 위한 효소를 조금 남겨놓는다. 요즘은 죽어서 화장하는 일이 많아 효소의 마지막 임무는 사라져가는 추세이긴 하지만 말이다). 물론, 어디까지나 '낭비만 하지 않는다면'이라는 전제가 충족되었을 때의 이야기임은 새삼 말할 필요도 없다.

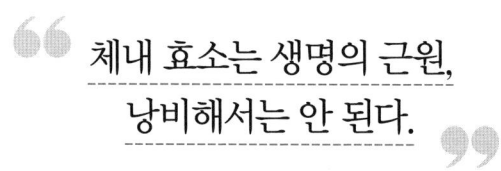

체내 효소는 생명의 근원,
낭비해서는 안 된다.

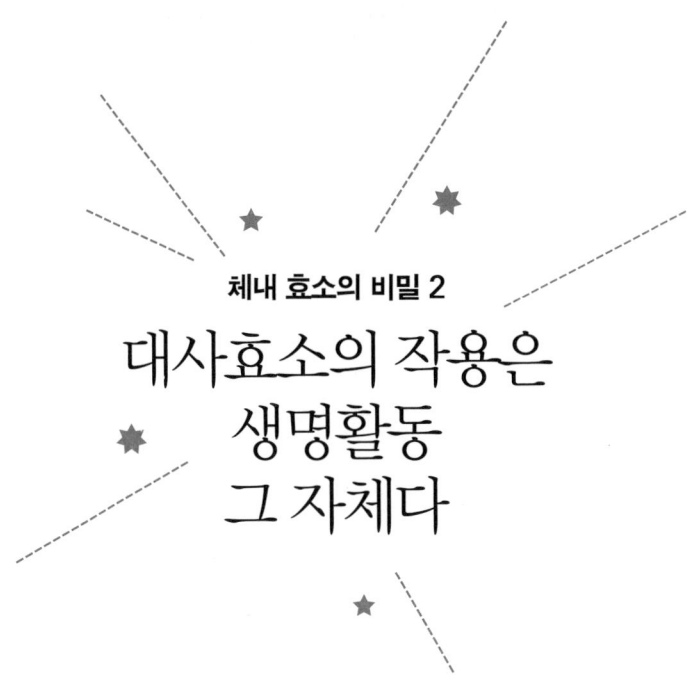

체내 효소의 비밀 2
대사효소의 작용은 생명활동 그 자체다

대사효소의 역할을 좀 더 자세히 살펴보자.

우리 몸에서는 매일 1~2조 개의 세포가 생겨나고 비슷한 수의 세포가 사멸한다. 이 과정에 모두 관여하는 것이 대사효소다.

대사효소는 모든 세포와 조직에 존재하며, 각기 다른 작용을 한다. 동맥 내에는 98종류의 대사효소가 있고, 뇌와 심장·간·신장·폐 등의 장기에는 수천 종이나 되는 대사효소가 존재한다. 효소의 종류만 해도 그 정도이니, 전체 수로 따지면 무한하다고 해도 좋을 정도다. 이들 효소는 역할을 분담해 100만 종 이상의 서로 다른 화학반응을 끊임없이 수행하고 있다.

대사효소의 작용 중 몇 가지를 소개한다. 이것은 대사효소의 작용 중 극히 일부로, 모두 열거하자면 끝이 없다.

- 각각의 세포에서는 에너지가 생산되는데, 이 과정에서 수십 개의 효소가 활약한다. 이들 중 하나만 빠져도 중대한 기능 장애가 발생한다.
- 건강을 위협하는 활성산소를 제거한다(활성산소의 위험성은 4장에서 자세히 설명한다).
- 간에 있는 효소는 우리 몸에 침입한 다양한 독성물질과 유해물질을 해독하고 배출한다.
- 혈압을 조절할 때, 깊이 생각할 때, 근육을 움직일 때, 동맥경화증을 막을 때, 백혈구의 대식세포가 이물(異物)을 퇴치할 때도 효소가 사용된다.
- 혈액의 정화, 위산의 생산, 손상된 DNA를 수복하는 것 역시 모두 대사효소의 작용이다.

대사효소의 작용은 생명활동 그 자체라고 해도 과언이 아니다. 인간이 건강하게 사느냐 아니냐는 대사효소의 작용에 달려 있다. 그러니 체내 효소를 소화효소로 소모해서는 안 된다. 대사효소가 원활히 일할 수 있는 조건만 갖춰진다면 우리는 질병과는 무관한 생활을 약속받을 수 있다. 반대로 대사효소가 부족하면 그것이 근본 원인이 되어 온갖 질병이 생긴다.

대사효소는 체온 약 36도부터 46~47도 사이에서 가장 크게 활성화한다. 병에 걸렸을 때 40도 가까이까지 열이 오르는 이유는 체내 온도를 올려서 효소의 작용을 높이기 위해서다. 반대로 낮은 체온에서는 활성이 떨어진다. 밤에 샤워만으로 끝내지 말고 따뜻한 물에 몸을 담그고 느긋하게 몸을 덥히라는 이유가 여기에 있다.

> 효소를 아껴라! 대사효소가 많아야 질병을 멀리할 수 있다!

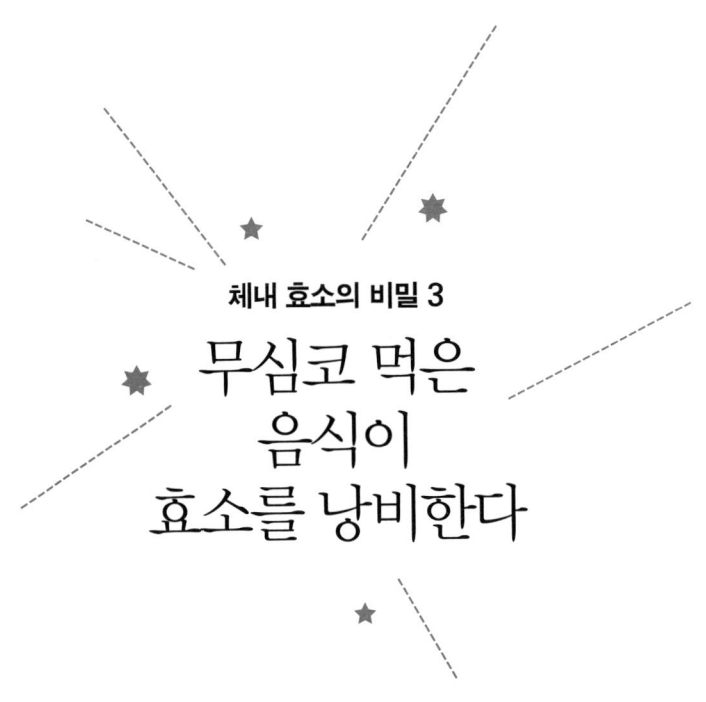

체내 효소의 비밀 3

무심코 먹은 음식이 효소를 낭비한다

  앞에서 체내 효소를 소화효소로 소비해버리면 대사에 쓰일 효소가 결핍된다고 얘기했다. 그런데 소화효소는 무엇이고, 어떤 역할을 할까?

  우리가 먹은 음식물은 위에서 소장으로, 소장에서 대장으로 차례로 이동하면서 소화와 흡수 과정을 거친다. 각각의 장기에서는 영양소를 잘게 분해하는데 단백질은 아미노산, 탄수화물은 포도당, 지방은 지방산으로 분해함으로써 우리 몸이 제대로 영양을 흡수할 수 있는 상태로 만든다. 이 과정에서 활동하는 효소가 소화효소다.

소화 과정에서의 효소의 역할

소화효소는 음식물을 어느 정도까지 작게 분해할까?

단백질은 1000개 이상의 아미노산이 목걸이 형태로 연결돼 있다. 이것을 산산이 끊는 작업이 소화다. 탄수화물 역시 포도당, 과당 같은 단당이 연결되어 있어 잘게 풀어놓지 않으면 제대로 흡수되지 않는다. 분자들이 적게는 수백 개, 많게는 수만 개씩 연결된 이 영양소들은 한 번에 분해하기가 불가능하기 때문에 타액과 위액, 장액, 췌장액을 거치며 잘게 쪼개진다.

지방만은 조금 모양이 달라서, 중성지방의 일종인 글리세롤(글리세린)에 애벌레 같은 3개의 지방산(지질의 주성분)이 고리를 걸고 있는 듯한 형상을 하고 있다. 그 이음쇠를 푸는 일이 지방의 분해다. 분해된 지방은 지방산이나 글리세롤에 지방산 하나가 붙은 모노글리세리드가 돼서 흡수된다.

소화효소는 소화 작용에서 분해를 담당하는데, 그 종류는 다양하다. 탄수화물을 분해하는 아밀라아제, 단백질을 분해하는 프로테아제, 지방을 분해하는 리파아제는 그런 효소군의 총칭이다.

탄수화물의 소화효소는 타액의 프티알린(타액 아밀라아제), 소장의 락타아제·말타아제·수크라아제, 췌장에서 분비되는 아밀라아제 등이다. 단백질 소화효소로는 위의 펩신, 소장의 아미노펩티다아제·디펩티다아제가 있으며, 췌장에서는 트립신과 키모트립신이 분비된다. 지방 분해에

도표 1-4 :: 소화효소의 종류

기관	효소	역할
침샘	타액 아밀라아제 (α-아밀라아제, 프티알린)	동물성 아밀라아제의 하나. 고등동물의 침 속에 들어 있으며, 탄수화물을 분해하여 덱스트린, 맥아당을 만든다.
위 아래쪽 (下層胃)	리파아제	지방을 분해할 수 있도록 부드럽게 만든다.
	펩신	단백질을 대강 분해한다.
	레닌(응유효소)	우유를 굳게 하는 단백질 가수분해 효소의 하나. 유제품을 대강 소화한다. 유황을 함유하는 단순 단백질로, 반추동물의 위액 속에 들어 있다. 치즈를 만들 때 카세인을 응고시키려고 쓴다.
소장	아미노펩티다아제	장액에 포함된 단백질 분해 효소의 일종으로, 단백질을 디펩티드(다수의 아미노산이 펩티드 결합한 화합물)로 분해한다.
	디펩티다아제	단백질을 폴리펩티드(2개의 아미노산 분자로 분해되는 펩티드)로 분해한다.
	락타아제	젖당(락토오스)을 포도당과 갈락토오스로 분해한다.
	포스파타아제	인산 에스테르(phosphate ester)의 분해를 촉매하는 효소를 통틀어 이르는 말. 지방의 인산염을 부드럽게 만들며, 거의 모든 생물 세포에 들어 있다.
	말타아제	맥아당(말토오스. 이당류로 물엿의 주성분)을 포도당으로 분해한다. 엿기름이나 효모에 많이 들어 있으며, 소화효소로서 고등동물의 침, 위액, 장액 따위에도 들어 있다.
	수크라아제	수크로스(사탕수수, 사탕무 등의 식물에 들어 있는 이당류)를 포도당과 과당으로 분해한다. 식품 가공에서 효소 제제로서 사용되는데 포유류와 곤충류, 고등식물, 효모, 곰팡이, 세균 등 생물계에 널리 분포한다.
췌장	아밀라아제	전분을 포도당으로 분해한다.
	키모트립신	포유류의 췌장액에 들어 있는 단백질 분해 효소의 하나로 폴리펩티드를 아미노산으로 분해한다.
	리파아제	트리글리세라이드(중성지방)를 지방산으로 분해한다.
	트립신	췌장에서 분비되는 소화효소로, 폴리펩티드를 아미노산으로 분해한다.

는 위의 아래 부분(下層胃)에서 분비되는 리파아제도 작용하지만, 중심 역할은 췌장에서 나오는 리파아제가 한다(도표1-4).

이처럼 소화는 각각의 영양소에 맞는 소화효소가 위산, 조효소, 담즙 등과 함께 작업을 해서 이루어진다.

식습관의 역습

우리가 음식을 먹을 때마다 타액이나 위액, 장액, 췌장액에 섞여서 소화효소가 분비된다. 그런데 현대인들이 소비하는 소화효소의 양이 그전 시대 사람들이 소비하는 양보다 훨씬 많다. 바로 현대인들이 선호하는 음식과, 필요 이상으로 많이 먹는 식습관 때문이다.

■ 건강하지 못한 음식

지금 우리 주위에는 인스턴트·레토르트 같은 가공식품, 백설탕이 들어간 식품, 당지수(GI)[12]가 높은 식품, 첨가물 범벅인 식품, 고단백 식품, 농약이 묻어 있는 식품, 트랜스지방산 같은 나쁜 기름을 쓴 식품, 가열 처리된 무효소 식품 등이 수도 없이 많다. 이 식품들은 자연의 먹을거리 시스템에는 존재하지 않았던 것들로, 우리 몸이 이 물질들을 분해하고 소화하려면 방대한 양의 소화효소를 소비해야 한다.

소화효소가 부족해지면 소화효소를 분비하는 췌장 등의 기관은 온몸의 조직이나 세포에 비축되어 있던 효소를 동원해 소화효소로 변환해 분비하려고 애쓴다. 이것이 효소의 '적응 분비의 법칙'인데, 식생활의 질이 나쁠수록 대사효소의 역할을 해야 할 효소가 소화효소로 동원되어 낭비되고 마는 것이다.

■ 과식

소화효소의 낭비를 부추기는 또 하나의 요인은 과식이다. 과식이라는 나쁜 습관이 소화불량을 일으키고, 소화불량 때문에 대장 내에서는 부패, 이상 발효, 산패(酸敗. 지방의 산화) 등의 현상이 일어난다. 그 결과 '질소 잔류물'이 생기는데, 이것이 우리 건강을 위협한다(그 폐해에 대해서는 다음 장에서 자세히 다룬다).

■ 먹고 바로 자는 습관

먹고 바로 자는 습관도 체내 효소를 소화효소로 낭비한다.

1830년대에 미국에서 '내추럴 하이진(natural hygiene)'이라는 자연주의 운동이 일어났다. 생과일과 생채소 중심의 자연식이 인체의 자연치유력을 회복하고 유지한다는 내용의 건강 철학이다. 나 역시 이를 지지한다.

내추럴 하이진에 따르면, 하루 24시간은 인체의 생리 리듬을 기준으로 세 가지 시간대로 나눌 수 있다고 한다. 새벽 4시부터 정오까지가 '배설의 시간대'이고, 정오부터 저녁 8시까지는 '영양 보급과 소화의 시간

도표 1-5 :: 하루의 생리 리듬

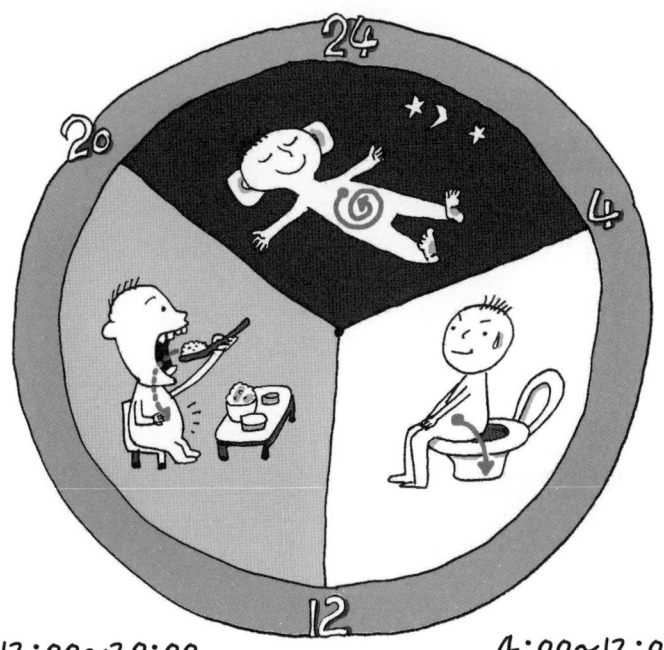

대', 저녁 8시부터 새벽 4시까지는 '흡수와 대사의 시간대'다. 즉 밤늦은 시간대는 흡수한 영양소를 대사하는 시간이지 음식을 섭취하는 시간이 아니다. 이 시간대에 음식물을 섭취하면 효소의 낭비가 심해지고, 그로 인해 대사활동에 쓰일 효소가 모자라게 된다. 이는 건강을 악화시키는 행위다.

'밥 먹고 바로 누우면 소가 된다'라는 옛말이 있다. 이는 의학적으로 봐도 옳은 소리다. 나는 이 말을 살짝 비틀어서 친구들에게 이렇게 말해준다.

"밥 먹고 바로 누우면 병든 돼지가 된다."

우리 몸이 잠을 잘 때 소화기관도 휴식에 들어간다. 그런데 먹고서 바로 자면 휴식을 취해야 할 소화기관이 일을 해야 하고, 이때 대사에 쓰여야 할 효소가 소화효소로 쓰인다. 게다가 그 작용이 무척 약해서 음식을 제대로 소화하지도, 영양소를 분해하지도 못한다. 효소도 헛되이 낭비되고 소화기관도 혹사당하는 것이다. 이렇게 해서 만병의 근원인 소화불량을 일으킨다.

■ 씨앗

체내 효소를 소화에 소비하는 또 다른 원인으로 '씨앗'이 있다.

씨앗은 식물이 번식을 하는 중요한 수단이지만 시도 때도 없이 싹을 피웠다간 그 종은 멸망한다. 그래서 씨앗에는 일정한 조건이 갖춰지지 않으면 싹을 틔우지 못하는 성분이 있는데, 이 성분을 섭취하면 체내 효소가 줄어든다.

대표적인 것이 현미, 콩, 팥에 있는 아브시스산과 트립신 인히비터 같은 효소 저해 물질이다. 이 물질들은 평소 씨앗의 생명력을 유지하기 위해 씨앗이 발아되는 것을 방어한다. 그러다가 특정 계절이 되고 일정한 습도와 온도가 갖춰지면 비로소 방어 기능이 소실되면서 씨앗이 발아한다. 방어 상태의 씨앗을 날로 먹으면 어떻게 될까? 체내에서 씨앗의 효소 저해 물질이 소화를 방해해서 결국 막대한 양의 소화효소를 소비시켜버린다.

이러한 이유로 절대 날로 먹어서는 안 되는 씨앗이 현미, 콩, 팥, 땅콩, 아몬드와 수박·포도·감·귤의 씨앗이다. 딸기, 오이, 토마토, 배, 오크라(아욱과의 한해살이풀), 키위처럼 작은 씨앗은 효소 저해까지는 하지 않으므로 상관없다.

여기서 효소 저해 물질의 방어 기능을 해제하는 방법을 알려주겠다. 우선 12시간 이상 물에 담가 발아시킨다. 그 상태로 굽든가, 프라이팬에 기름 없이 볶아 발효시킨다. 낫토는 콩을 발효시켜서 만든 훌륭한 건강식품이다. 피나 좁쌀 같은 잡곡에도 효소 저해 물질이 들어 있지만, 씨앗의 크기가 비교적 작기 때문에 신경 쓰지 않아도 된다.

■ 화학 약제

효소 저해 물질로서 대표적인 것이 하나 더 있다. 감기약이나 위장약 같은 약물이다. 책의 첫머리에도 언급했지만, 화학구조만 천연 약제의 성분과 같게 만든 화학 약제는 인간이 경험한 적 없는 물질로 효소 저해 물질과 성질이 유사하다. 화학 약제는 효소가 작용하는 기질(基質)과 유사하기 때문에 효소에 달라붙어서 효소 본래의 작용을 저해한다. 그래서 약을 장기간 지속적으로 복용하면 질병으로 늘어난 장내 유해균이나 바이러스가 더욱 번식해서 다른 질병까지 유발하고 만다.

긴급 상황에서는 어쩔 수 없지만, 약은 어디까지나 증상을 완화시킬 뿐 질병 자체를 치유하지는 못한다는 사실을 명심해야 한다. 질병은 자신의 면역력으로 치유하는 것이 자연스럽다. 감기에 걸렸을 때 열이 나는 것은 몸에 침입해 들어온 바이러스에 대항해 면역세포와 효소가 싸우기 좋은 조건을 만들려는 반응인데 그런 열을 약을 먹어 일부러 떨어뜨린다니, 알고 보면 웃기는 짓이다.

현대인의 식생활은 췌장액이 빠져나간 개의 처지와 같다

소화효소의 낭비가 건강을 얼마나 축내는지를 여실히 보여주는 실험이 있다. 워싱턴대학교의 외과 그룹에서 개 여러 마리의 몸에 관을 달아서 췌장액을 체외로 빼내는 실험을 했다. 췌장액이 빠져나간 개들은 평소대로 먹이를 제공받았음에도 1주일 안에 모두 죽었다. 같은 실험을 쥐 대상으로 해보았는데, 역시 7일을 넘기지 못했다.

췌장액은 췌장에서 만들어져 소장의 십이지장으로 분비되는 소화액으로, 3대 영양소 모두를 분해하는 소화효소를 가지고 있다. 이렇듯 포유류의 소화와 흡수 과정에서 중심 역할을 하는 췌장액이 빠져나갔으니 개와 쥐들은 소화와 흡수 작용을 할 수 없어 결국 죽고 만 것이다.

담즙도 십이지장으로 분비되는데, 담즙은 아무리 퍼내도 생명에는 위험이 없었다. 담즙에는 효소가 없기 때문이다.

이 실험은 현대인의 식생활에 무서운 경종을 울린다. 지금 우리에게 익숙한 식생활, 그중에서도 가공식품 위주의 식사는 지속적으로 췌장액을 빼내는 관의 역할을 한다는 사실 말이다.

우리 주위에는 효소 저해 물질이 넘쳐난다. 식품이나 식품첨가물에 들어 있는 중금속인 납·수은 등이 그렇다. 효소의 기능을 저해하거나 효소를 낭비시키는 식품 속 독소에 대해서는 3장에서 자세히 다루겠다.

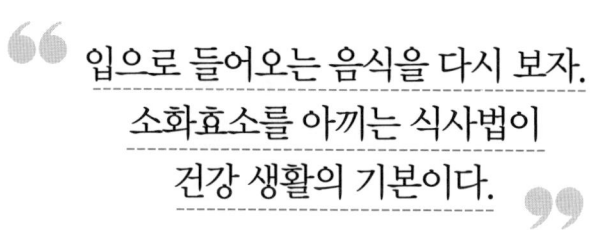

> 입으로 들어오는 음식을 다시 보자.
> 소화효소를 아끼는 식사법이
> 건강 생활의 기본이다.

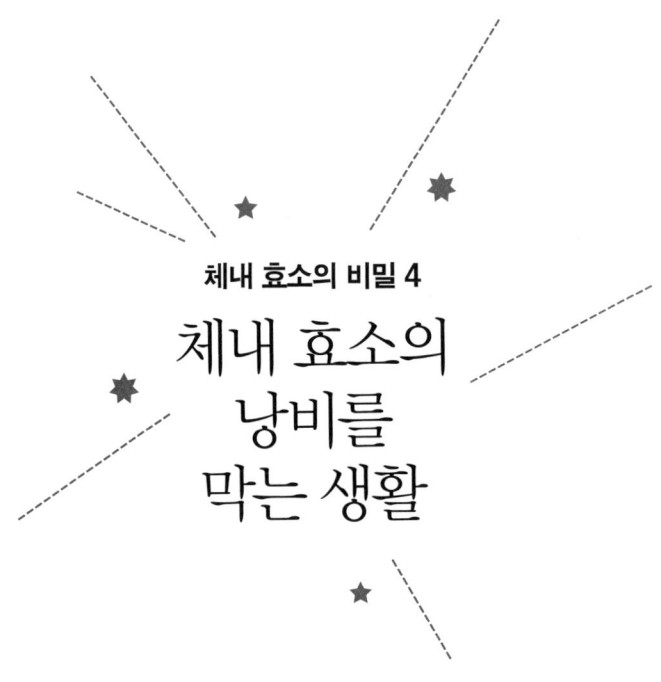

체내 효소의 비밀 4
체내 효소의 낭비를 막는 생활

감기라도 걸려 몸이 아프면 "체력으로 이겨내야 하니 영양가 있는 음식을 먹어라" 하는 소리를 많이 듣게 된다. 사랑과 걱정이 담긴 말이지만, 그 말대로 하면 오히려 역효과가 난다. 그 이유는 동물의 습성을 보면 잘 알 수 있다.

동물은 몸에 이상이 생기면 아무것도 먹지 않고 가만히 지낸다. 단식을 하면 소화효소의 소비가 억제되고 상처나 질병을 치유하는 대사효소의 양이 늘어난다는 사실을 본능적으로 알고 있기 때문이다.

인간의 생명활동 중에서 에너지를 가장 많이 쓰는 것이 음식의 소화 과정이다. '내추럴 하이진'이라는 건강 철학을 일본에 소개한 마쓰다 마미코(松田麻美子)는 소화에 쓰이는 에너지를 이렇게 표현한다.

"하루 세끼를 소화하는 데 쓰이는 에너지는 마라톤 풀코스를 완주할 때의 에너지와 맞먹는다."

단식으로 체내 효소를 온존한 펭귄

소화에 효소를 적게 사용하면 장수를 할 수 있음을 보여주는 독특한 사례가 있다.

나가사키(長崎)의 펭귄 수족관에 긴키치(ギン吉)라는 수컷 펭귄이 있었다. 유감스럽게도 2002년에 죽었는데, 일본에서만 39년 9개월 15일을 살았다고 한다. 긴키치는 수족관에서 출생하지 않고 멀고 먼 남극해에서 왔으니, 그 날수까지 더하면 41년 넘게 살다가 죽었다는 계산이 나온다. 펭귄의 평균수명이 18~20년 정도이니 인간수명으로 환산하면 긴키치는 무려 150년 가까이 살았던 셈이다.

이야기는 긴키치에서 끝나지 않고 같은 수족관에서 산 다른 펭귄들과 그의 딸인 페페한테까지 이어진다. 페페는 2012년 8월에 죽었는데, 34년간 살다가 평안한 죽음을 맞았다고 한다. 펭귄의 평균수명보다 1.5배나 오래 산 것이다. 이 수족관의 다른 펭귄들도 대체로 건강하게 장수한다고 전해진다.

왜 이런 현상이 일어날까? 펭귄들의 먹이는 다른 수족관의 펭귄들과 다르지 않았다. 유일한 차이점은 일주일에 한 번씩 치르는 '단식의 날'이었다. 이 수족관에서는 펭귄들을 6일간 먹인 뒤 하루는 단식을 하게끔 했다. 소화기관을 쉬게 해서 효소의 낭비를 막는 식습관이 장수로 이어졌던 것이다.

효소의 온존을 돕는 '먹는 순서'와 '꼭꼭 씹어 먹기'

최근 '먹는 순서'가 건강의 키워드 중 하나로 떠오르고 있다. 효소의 체내 효소의 온존 측면에서도 먹는 순서는 아주 중요하다. 가장 이상적인 식사 순서는 '생과일·생채소 → 단백질 식품 → 탄수화물 식품' 순이다. 날음식에 들어 있는 효소는 우리 몸에 들어가면 동물성 식품의 소화에 효과적으로 작용하기 때문에 가장 먼저 먹는 것이 좋다.

예를 들어 점심으로 돈가스 정식을 주문했다고 하자. 이때 처음부터 밥이나 돈가스를 먹어선 안 된다. 일단 곁들여 나온 양배추 샐러드나 채소절임을 먹는다. 미소장국의 미소된장은 발효식품이니 첫술과 함께 마신다. 다음으로 돈가스, 밥의 순서로 먹는다. 효소를 끊임없이 몸에 공급해서 효과적으로 작용시킨다는 생각으로 식사를 하는 습관이 중요하다.

'꼭꼭 씹어 먹기'도 잊지 말자. 음식에서 영양을 끄집어내려면 꼭꼭 씹어 먹어야 한다. 에도시대의 교카(狂歌. 해학이 담긴 일본 고유의 정형시) 중에 '학과 거북이처럼 장수하려면 술술 넘기지 말고 꼭꼭 씹어 먹어라'[13]가 있다. '학은 천 년을 살고 거북이는 만 년을 산다는데, 그들처럼 오래 살고 싶다면 음식을 꼭꼭 씹어 먹어라'의 의미다. 익살과 기지가 풍부하면서도 본질을 꿰뚫고 있는 내용이다.

소화는 입에서부터 시작된다. 첫 단계는 음식을 잘 씹어서 잘게 부수는 것이다. 입속에서 분비되는 타액에는 소화효소인 프티알린(타액 아밀라아제)이 들어 있다. 그래서 오래 씹어 타액이 듬뿍 분비되면 풍부한 프티알린 덕에 탄수화물의 소화가 진척된다. 음식을 제대로 씹지 않고 꿀꺽 삼켜버리면 위장에 부담을 줘서 소화불량의 원인이 된다. 빨리 먹는 습관은 건강의 큰 적이다.

그런데 현대인은 대체로 급하게 먹는다. 바쁘게 살다 보니 시간에 쫓길 수밖에 없다는 것이 이유이고, 패스트푸드의 보급이 빨리 먹는 것을 가능케 했다. 문제는 씹는 횟수와 시간이 모두 반으로 줄었다는 것이다. 가나가와치과대학교(神奈川歯科大学)의 사이토 시게루(斎藤滋) 교수의 연구에 따르면, 제2차 세계대전 전에 비해 한 끼 식사를 할 때 씹는 횟수가 많이 줄었다고 한다. 과거에는 1420번이었던 데 반해 현재는 620번에 불과하단다. 또 옛날에는 22분 정도 소요됐던 식사 시간이 지금은 11분으로 줄었다.

음식을 제대로 씹지 않고 삼키면 뇌의 시상하부에 있는 포만중추를

도표 1-6 :: 효소의 낭비를 막아라!

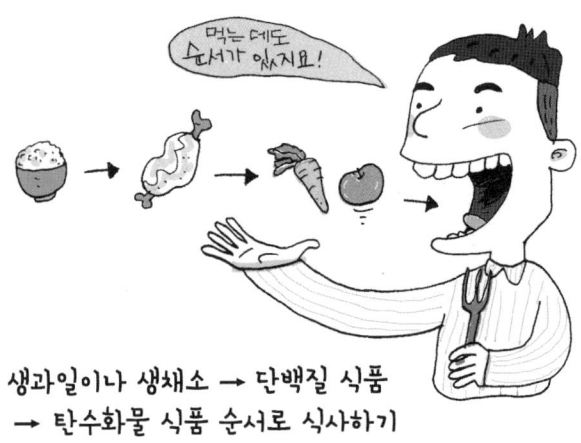

생과일이나 생채소 → 단백질 식품
→ 탄수화물 식품 순서로 식사하기

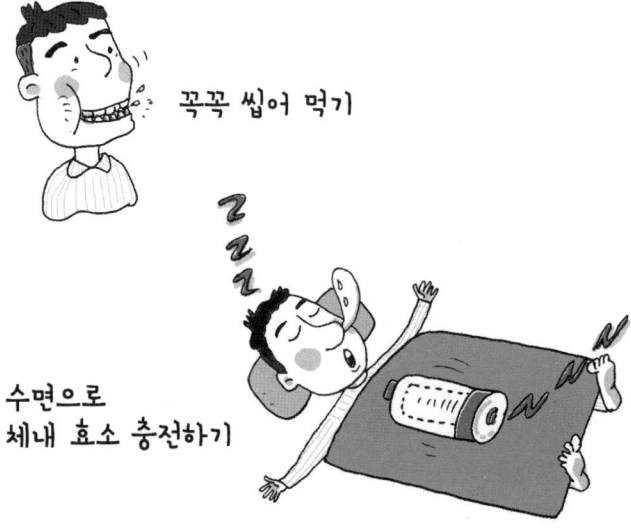

꼭꼭 씹어 먹기

수면으로
체내 효소 충전하기

자극하지 못해 자신도 모르게 과식을 하게 된다. 과식은 질병의 근본 원인인 소화불량을 일으키고 비만까지 초래한다.

　잘못된 작은 습관이 이렇게나 무서운 결과를 가져오다니, 놀랍지 않은가!

수면으로 체내 효소를 충전한다

　효소를 온존하는 데 있어 수면의 중요성은 말할 필요도 없다. 수면욕은 식욕, 성욕과 함께 인간의 3대 욕구 중 하나이며 생명활동의 필수 요소다. 인체는 잠을 자는 동안 전신의 모든 장기와 골격의 상태를 점검해서 이상이 있으면 수리하고 보수한다. 불필요한 것이나 오래 묵은 것은 새로운 것으로 교체한다. 이를 신진대사라고 하는데, 이 과정에는 대사효소가 활약한다.

　수면에는 중대한 임무가 하나 더 있다. 수면을 취하는 동안 효소를 생산하는 일이다. 다음날의 소화·흡수 작용 혹은 대사 작용에 대비해 하루 분량의 체내 효소를 열심히 충전한다.

　효소를 생산하는 작업은 인간이 깨어나 활동하는 동안에는 이뤄지지 않고 밤에 잠이 든 뒤에 이루어진다. 그렇기 때문에 밤에 자지 않고 깨어 있으면 효소 생산 작업이 더디게 진행되고, 체내 효소로 장기와 골격의 상태를 정상화하는 신진대사도 제대로 이루어지지 않는다. 면역의 주역인 림프구 역시 밤에 만들어지는데, 이 작업이 지체되면 면역력이 저하된다. 그만큼 수면은 생명활동에 아주 중요하다.

수면 부족이 계속되면 자율신경에 악영향을 미친다. 두통, 어깨 결림, 동계(動悸. 두근거림), 설사 등의 증상이 나타나다가 더 심해지면 뇌질환이나 심장병의 위험성이 높아진다.

그러니 매일 7~8시간은 잠을 자자. 잠자는 시간대도 중요한데, '영양 흡수와 대사'가 이루어지는 오후 8시부터 새벽 4시까지는 잠자는 시간에 포함시키는 것이 좋다.

> 잘먹고 잘 자야
> 효소를 지키고 보충할 수 있다.

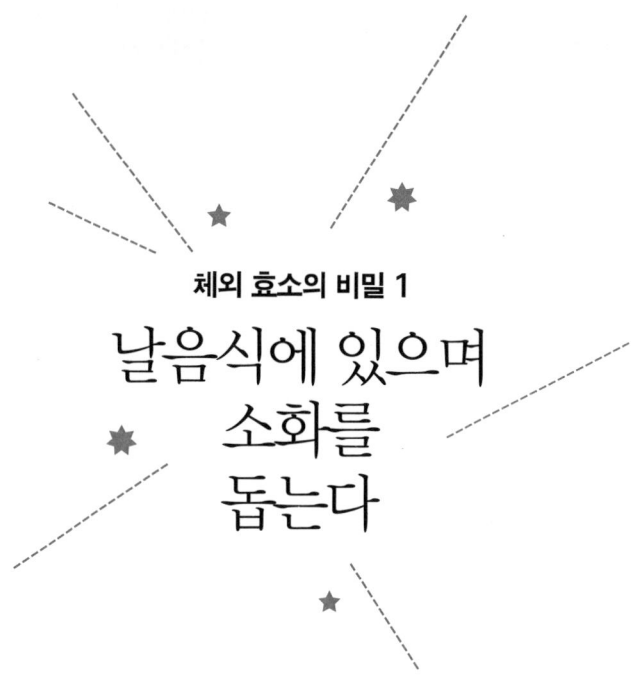

체외 효소의 비밀 1
날음식에 있으며 소화를 돕는다

지금까지 소화효소와 대사효소라는 체내 효소에 관해서 설명했다. 이번에는 체외 효소에 관해서 이야기하겠다. 먼저 식이효소부터 시작하자.

앞서도 얘기했지만, 체내 효소는 나이를 먹을수록 감소한다. 생산량뿐만 아니라 그 힘과 활성도도 차츰 저하된다. 요컨대 '내 몸이 만든 효소'인 체내 효소는 나이와 함께 양도 질도 점점 떨어진다. 건강하게 살려면 체내 효소가 약해지는 것을 막고 부족한 양은 보충해줘야 한다. 식이효소가 필요한 이유가 바로 여기에 있다.

생식의 힘

　식이효소란 날음식에 들어 있는 효소로 '소화력'이 있다.
　일본에서는 꽁치, 고등어 같은 생선구이에 무를 갈아서 곁들인다. 이는 식이효소의 소화력을 이용한 매우 현명한 식사법이다. 왜냐하면 곱게 간 무에는 100종류 이상의 효소가 들어 있기 때문이다. 무에 들어 있는 아밀라아제(디아스타아제)는 밥의 전분을 분해하고, 프로테아제와 스테아제는 생선살의 단백질을, 리파아제는 생선의 지방을 분해한다. 그 밖에 활성산소를 공격하는 카탈라아제와 발암물질 분해 효소인 옥시다아제도 들어 있다. 생선을 구우면서 탄 부분에는 발암물질이 형성되어 있으니, 옥시다아제와는 찰떡궁합이다.
　여기서 현명한 조언 한 마디! 무를 갈 때 나오는 무즙은 버리지 말고 마시자. 무즙에는 효소는 물론 독소 배출에 필요한 식이섬유도 풍부하기 때문이다.
　마를 갈아 밥 위에 얹은 도로로고항(とろろご飯) 역시 식이효소의 소화력을 활용한 음식이다. 참마에는 전분 분해 효소인 아밀라아제가 들어 있어서 소화가 정말 잘된다. 활성산소 분해 효소인 카탈라아제도 함유하고 있어 항산화 기능도 기대할 수 있다.

다른 나라에도 이와 비슷한 먹을거리가 있다. 이탈리아나 스페인 사람들이 멜론을 생햄에 얹거나 파인애플을 스테이크에 곁들여 먹는데 이것도 소화를 보조하기 위함이다.

남중앙아프리카의 원주민들은 고기를 파파야 잎으로 싸놓았다가 육질이 부드러워지면 먹는데, 이는 단백질 분해 효소인 파파인의 작용을 활용한 지혜다. 이 외에 키위에 있는 액티니딘(actinidin)은 고기의 소화를 돕는다. 대체로 과일은 단백질 분해 효소가 풍부하다. 그래서 육류와 함께 먹으면 효과적이다.

모든 동식물에 함유된 식이효소에는 또다른 위력이 있다. 죽는 순간 체내 효소가 활동해 자기 몸을 분해하는 것이다. 고기, 채소, 과일은 모두 자신의 효소로 자기 몸을 녹인다. 하웰 박사는 이를 '사전소화(事前消化)'라고 불렀다. 사전소화로 음식이 어느 정도 분해되기 때문에 우리는 이 음식들을 소화시킬 때 소화효소를 적게 쓰게 된다. 그 결과 대사에 쓰일 효소의 양이 많아진다.

식이효소도 체내 효소처럼 열에 약하다. 48도에서 2시간, 50도에서 20분을 버틸 뿐이며 53도에서 활동성을 잃는다. 즉 본래의 효력을 잃어버린다(예외도 있어서, 70도까지 활성을 잃지 않는 효소도 있다). 그렇기 때문에 먹을거리를 날로 섭취하는 일이 매우 중요하다.

'생식의 힘'으로 되살아난 동물원

　지구상에 존재하는 동물 가운데 생활습관병을 떠안고 사는 동물은 인간과, 이들이 기르는 가축과 애완동물, 동물원의 동물뿐이다. 가장 큰 이유는 효소가 없는 음식을 먹기 때문이다.
　야생동물들은 병으로는 죽지 않는다. 수명이 다해서 죽든가, 먹이사슬에 의해서 먹혀 죽는다. 야생동물이 병에 걸리지 않는 이유가 중요한데, 바로 효소가 많은 날음식을 먹고 과식을 하지 않기 때문이다. 즉 살아가는 데 꼭 필요한 양만 먹는다.
　모든 현상에는 예외가 있으니, 동물원의 동물 중에서 질병 문제로부터 자유로운 동물들도 있다. 바로 미국 시카고에 위치한 링컨파크동물원의 동물들이다. 이 동물원은 병으로 죽는 동물이 적기로 유명한 곳이다. 그럴 수 있는 가장 큰 이유는 '생식'이다.
　제2차 세계대전 전에는 이 동물원도 가열식을 주었다고 한다. 그 영향으로 동물들은 병에 잘 걸렸고 단명하는 일도 많았다. 그러다가 사자·호랑이 등의 육식동물에게는 생고기·뼈·간 등을 주고, 고릴라나 침팬지 같은 유인원에게는 바나나·사과 같은 과일에 채소도 함께 주기 시작하자 동물들의 건강 상태가 몰라볼 정도로 좋아졌다고 한다. 게다가 동물들의 번식력도 왕성해지고 새끼들의 성장도 더없이 순조로워졌다. 지금은 미국뿐만 아니라 전 세계 대부분의 동물원들이 먹이를 날것으로 주고 있다.

참고로, 가열된 음식을 먹고 산 동물들의 질병 발생 상황을 조사한 데이터가 있어 소개한다. 필라델피아동물협회의 병리학자인 폭스 박사가 1923년부터 20년에 걸쳐서 조사 연구한 결과 동물들에게 나타난 질병의 수는 무려 30종류 이상이나 되었다. 급성 혹은 만성 위염, 십이지장 궤양, 장·간·신장·부신의 질병, 심장병, 악성 빈혈, 갑상선 질환, 관절염, 폐결핵, 혈관 질환 등이 동물들에게 나타났다. 암도 있었다. 음식을 대부분 조리해 먹는 인간이 걸리는 질병과 같거나 혹은 매우 유사하지 않은가.

> **생식이 우리를
> 질병에서 해방시켜줄 수 있다.**

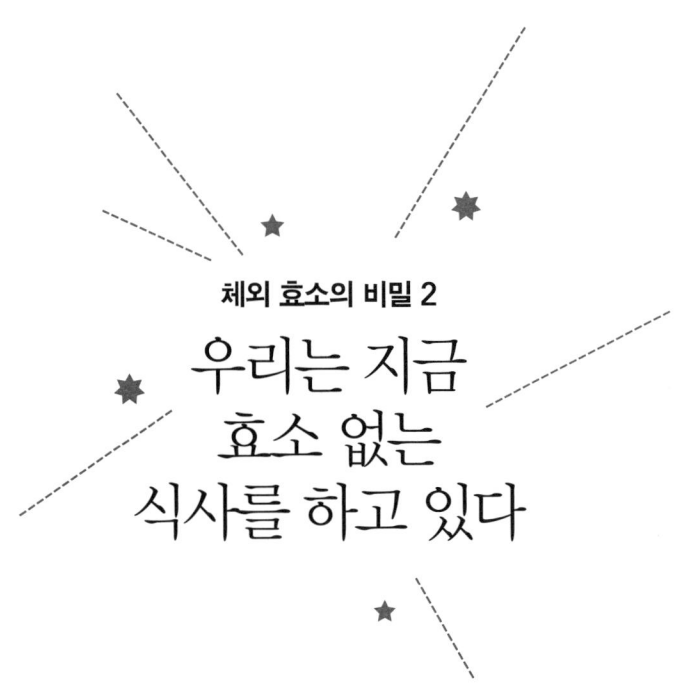

체외 효소의 비밀 2

우리는 지금 효소 없는 식사를 하고 있다

생식의 힘으로 건강을 되찾은 동물들도 있는데, 우리 인간은 정반대의 길을 가는 것 같다. 그 단적인 예를 소개한다.

아프리카에서는 1960년 무렵까지만 해도 없었던 질병이 현재 잇달아 발생하고 있다. 그 질병은 다름 아닌 변비, 충수염, 대장염, 대장게실증[14], 치질, 궤양성 대장염, 대장 용종[15], 대장암 등의 소화기계 질병이다. 이들과 병행해서 비만, 당뇨병, 고혈압, 심장병도 증가하고 있다.

아프리카만이 아니다. 북극권에 사는 이누이트(에스키모)나 아메리카

대륙의 인디언에게서도 비슷한 일이 벌어지고 있다. 그들이 대자연에 적응하며 발전시켜온 식생활이 고기, 유제품, 빵, 사탕, 초콜릿, 과자 중심의 서구식 식생활에 밀려난 것이 결정적인 이유다. 이 식품들에는 식이섬유와 피토케미컬, 비타민, 미네랄이 극히 적다. 그리고 효소는 전혀 들어 있지 않다.

이 같은 상황은 남의 일이 아니다. 우리 역시 잘못된 길로 급속도로 접어들고 있다. 조상들이 오랜 역사 속에서 발견하고 지켜온 전통식에서 멀어지는 것이 그 예다.

전통식은 우리 민족의 체질 맞춤식이다

일본인만큼 생식 문화를 소중히 여긴 민족은 없었다. 회와 초밥은 해외에서도 유명한데, 생선에서 식이효소를 섭취하려면 회처럼 날로 먹는 방법이 제일이다. 식물성 식품을 먹을 때도 절임이라는 비가열 조리법으로 식이효소를 섭취한다. 낫토, 미소된장, 간장, 우메보시(소금에 절인 매실장아찌) 등의 발효식품 역시 조상의 지혜다.

이 식품들에는 미생물이 만들어낸 효소와 유익한 물질이 많이 함유되어 있어 체내 효소의 작용인 대사와 해독을 돕는다. 이처럼 다양한 방법으로 식이효소를 풍부하게 섭취하는 식습관이 우리 민족의 건강을 지탱해왔다고 나는 생각한다.

도표 1-7 ▪▪ 식이효소가 풍부한 식품들

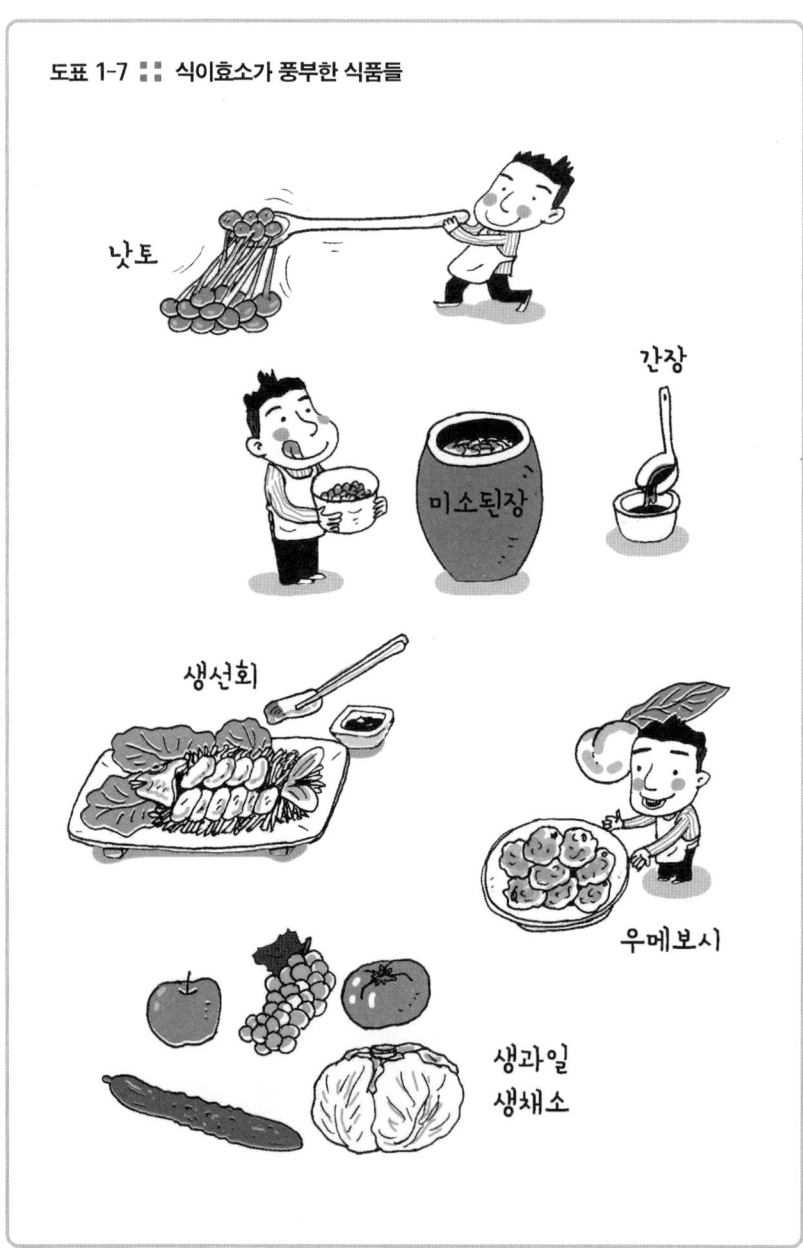

일본인들의 체질을 생각해보자. 우리는 신석기 시대부터 곡물, 채소, 콩, 생선 위주로 식사를 해왔다. 아스카시대[16]에 덴무 천황(天武天皇. 631~686년 10월 1일)[17]이 육식 금지령을 공포한 것에서 알 수 있듯이, 일본인은 오랫동안 동물성 식품을 섭취하지 않았다. 그렇게 오랜 세월 살아온 결과 단백질 분해 능력이 약해져서 동물성 단백질을 다량 섭취하면 미처 소화되지 못한 단백질이 장속에 남기 쉬운 체질이 되었다.

이 사실은 장의 길이가 증명한다. 일본인의 장은 평균길이가 약 9m로, 서양인보다 2m나 더 길다. 일본인의 긴 장은 식이섬유를 함유한 식물성 식품을 효율적으로 섭취하기 위해 진화한 결과다. 또한 일본인은 다른 민족보다 췌장이 작아서 인슐린의 분비가 적은 편이다. 이 역시 현미같이 정제도가 낮은 곡류 위주의 식생활에 적응하면서 정착된 체질이다. 위산 분비도 적어서 서양인의 반 정도에 불과하다.

반면에, 동물성 단백질을 자주 섭취하는 서양인들의 몸은 동물성 단백질을 재빨리 배설하는 체질이 되었다. 즉 장이 짧고, 위산을 대량으로 분비함으로써 동물성 단백질을 빨리 소화하고 흡수하는 경향이 있다. 동물성 단백질이 장에 오래 머무르면 부패해서 유해물질을 만들어내기 때문이다.

그런데 현대의 일본인은 유전적으로 물려받은 체질에 역행하는 식생활, 즉 서구식 식생활을 하고 있다. 그 결과 최근 암이나 당뇨병 같은 생활습관병으로 고통받는 사람이 많아졌다. 앞에서도 소개했지만, 암으로 인한 사망은 최근 30년 동안 20만 명이나 늘어났으며, 50년 전만 해도 고작 3만 명이던 당뇨병 환자는 현재 2000만 명을 넘어섰다. 알츠하이머병이나 노인성 질환 등으로 고통받는 사람도 많아지고 있다. 성인과 노인뿐만 아니라 어린이들에게도 비만이나 생활습관병이 급증하고 있다. 참상이 아닐 수 없다.

이 모두가 잘못된 식습관 때문이다. 서구식 식사는 일본인의 체질에 맞지 않는 매우 위험한 식습관이다. 아프리카에서 일어난 비극이 지금 우리 눈앞에서 펼쳐지는 비극이기도 하다. 조상들이 지혜를 모으고 연구를 거듭해서 만들어낸 전통 식문화를 다시 한 번 되돌아볼 시기가 왔다고 나는 생각한다.

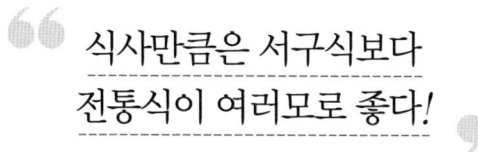

식사만큼은 서구식보다
전통식이 여러모로 좋다!

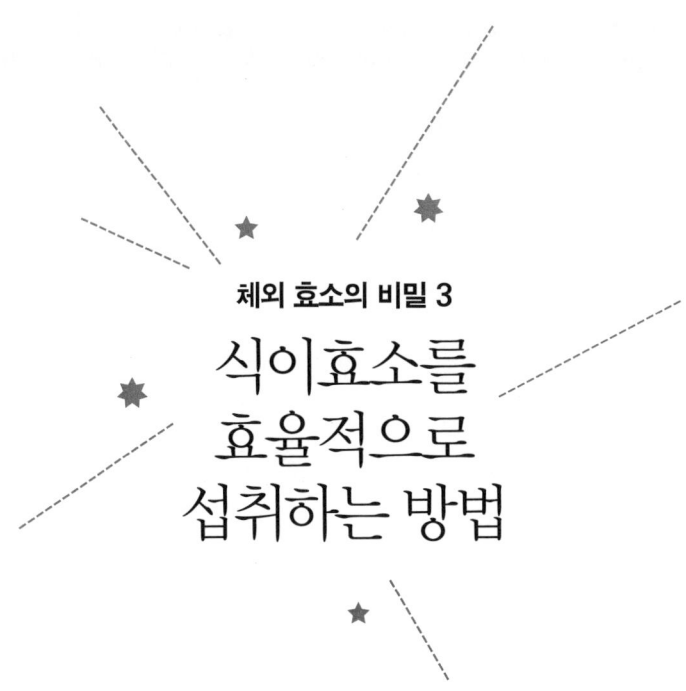

체외 효소의 비밀 3

식이효소를 효율적으로 섭취하는 방법

식이효소를 효율적으로 섭취하려면 어떻게 해야 할까?

금방 짠 주스를 공복에 마신다

첫 번째 방법은 생채소나 생과일을 금방 짜서 마시는 것이다.
몸에 좋은 것은 알지만, 채소나 과일을 한꺼번에 많이 먹기는 상당히 어려운 일이다. 부담 없이 먹기 좋은 방법은 주스로 만들어 먹는 것이다.

　채소와 과일에는 효소, 항산화물질인 피토케미컬, 비타민, 미네랄, 몸에 좋은 기름인 오메가3지방산, 당(탄수화물) 등 다양한 영양소가 풍부하게 들어 있다. 여러 가지 채소와 과일을 섞어서 만들면 다양한 영양소를 한꺼번에 섭취할 수 있어 좋다. 단, 금방 짠 주스가 아니라면 이 영양소들의 효과는 그다지 기대하지 않는 편이 좋다.

　이때 주서의 선택에 신경을 써야 한다. 고속 주서를 사용하면 마찰열 때문에 주스가 산화한다. 4장에서 다루겠지만, 산화는 건강의 큰 적이다. 그러니 주스는 마찰열이 적은 저속 주서로 만들 것을 추천한다.

　어떻게 마시느냐도 중요하다. 위가 텅 비었을 때 씹듯이 마시는 게 가장 좋은데, 그 이유는 소화가 잘돼 흡수도 원활해지기 때문이다. 특히 씹듯이 마시면 타액 속 소화효소가 작용해서 소화가 더욱 매끄럽게 진행된다.

　주서로 분해된 찌꺼기(섬유)는 주스에 섞어 마셔도 좋고, 찌꺼기에 드레싱을 뿌려서 먹어도 좋다.

강판에 갈아서 먹는다

　효소를 효율적으로 섭취하는 두 번째 방법은 갈아 먹기다. 채소나 과일을 강판에 갈면 세포가 파괴되면서 속에 갇혀 있던 효소가 다량 흘러나와 씹어 먹을 때보다 2~3배나 많이 효소를 섭취할 수 있다. 효소의 섭취로 소화도 더욱 원활해져서 소화효소의 소비를 줄이는 일석이조의 효과를 얻을 수 있다.

효소는 껍질에 많이 들어 있다. 그러니 과일이나 채소를 강판에 갈 때는 잘 씻어 껍질째 갈자. 무농약이나 저농약 식품을 고르는 것이 좋은데, 구하기 어렵다면 하룻밤 물에 담가서 잔류농약을 흘려버리면 된다.

갈아 먹기에 적당한 과일은 사과이고, 채소는 무다. 예부터 아이들이 감기에 걸리거나 배탈이 나면 흔히 사과나 무를 갈아서 먹이곤 했었다. 민간요법이지만 효소의 흡수를 높인 무척 효율적인 방법이다.

그 밖의 식품으로는 참마, 당근, 생강, 셀러리, 순무, 마늘, 연근, 양파 등이 있다. 이 중에서도 최근 주목을 모으는 식품이 오이다. 오이에 지방 분해 효소인 포스폴리파아제(phospholipase)가 다량 함유돼 있다는 사실이 밝혀지면서 사람들은 느끼한 음식을 먹은 후에 오이를 갈아 먹으면 살찔 걱정을 덜 해도 된다는 안도감을 느끼게 되었다.

단, 채소든 과일이든 갈아서 바로 먹어야 한다. 시간이 흐르면 산화가 진행돼 효소의 활성이 사라진다. 산화는 효소의 적이다. 편의점 도시락 속 채소나 음식점에서 미리 갈아놓은 무에는 효소가 거의 남아 있지 않다고 보면 된다.

강판은 플라스틱으로 만든 제품보다는 '금속제로 만든, 날이 뾰족한' 제품이 좋다. 그래야 채소의 세포막을 파괴해 효소를 활성화하기 쉽다.

발효식품으로 장내 세균을 늘린다

생식 이외에 효소를 섭취할 수 있는 식품으로 발효식품이 있다. 발효식품이란 곰팡이, 효모, 세균 등의 미생물이 식품에 함유된 전분이나 당, 단백질 등을 분해·합성해서 높은 영양가의 새로운 성분을 만들어낸 식품을 말한다.

대표적인 발효식품이 낫토다. 낫토는 세계에서 으뜸가는 건강식품으로, 발효 과정에서 아밀라아제와 프로테아제, 리파아제 같은 여러 종류의 소화효소가 생겨난다. 특히 강조하고 싶은 것이 나토키나아제(nattokinase)다. 나토키나아제는 콩을 발효시킬 때 낫토균(bacillus natto)이 콩의 영양 성분을 섭취 및 생육하면서 만들어내는 혈전 용해 효소로, 비타민 B군과 비타민 K군을 비롯해 다량의 항산화 효소를 함유하고 있다. 나토키나아제의 끈적끈적한 점성 성분에는 뇌경색과 심근경색의 원인이 되는 혈전을 녹이고 프로우로키나아제(pro-urokinase. 혈전 용해 효소의 전단계 물질)를 활성화하는 힘이 있어 심혈관계 질환에 좋다.

낫토에는 라이소자임(lysozyme)이라는 효소도 함유되어 있다. 사람에게는 눈물, 콧물, 모유 등에 들어 있다. 라이소자임은 진정세균(eubacteria. 세포소기관을 가지지 않은 원핵생물 중 고세균을 제외한 나머지)의 세포벽을 구성하는 다당류를 분해하는 효소인데, 이 작용이 마치 세균을 녹이는 것처럼 보인다고 해서 용균 효소(溶菌酵素)라고도 불린다. 라이소자임에는 강력한 항균 작용도 있다.

낫토를 먹을 때는 잘 섞어서 점성을 강화하는 것이 이처럼 유익한 효소들을 제대로 흡수하는 비결이다.

이 밖에도 일본에는 쌀겨에 소금을 섞어 채소 등을 잠기게 넣고 숙성시키는 누카즈케(ぬかづけ)가 있는데 이 식품에는 유산균이 많이 들어 있다. 미소된장절임인 미소즈케(味噲漬け)는 누룩곰팡이가 작용해서 맛있으면서도 유효한 성분을 만들어낸다. 쌀식초나 미림(조미료로 쓰이는 일본 술), 가쓰오부시(가다랑어포), 청주, 소주도 누룩곰팡이로 만든다.

콩은 그 자체로 훌륭한 건강식품이지만 삶아 먹어도 소화가 잘되지 않는 단점이 있다. 그런 콩을 미소된장이나 간장으로 만들어서 소화가 잘되게끔 만든 조상의 지혜가 감탄스럽다.

한국의 김치, 독일의 양배추김치인 사워크라우트(Sauerkraut), 유럽 각지의 피클 등도 대표적인 발효식품으로, 매우 질이 좋은 소화효소 보조제다. 이 식품들을 매일 먹으면 장내 세균이 늘어나고 면역력도 좋아져서 건강한 몸을 만들 수 있다.

효소 보조제로 체내 효소의 온존을 돕는다

이미 말했듯 체내 효소는 나이와 함께 줄어든다. 식사로 살아 있는 효소를 듬뿍 섭취하는 것이 가장 좋지만, 필요한 양 전부를 음식으로 보충하기도 쉬운 일이 아니다. 그래서 효소 보조제를 추천한다. 내 치료법에서도 질 좋은 효소 보조제의 사용은 중심이 되는 치료법의 하나다.

효소 보조제를 복용하면 음식의 소화가 잘돼서 체내 효소를 온존하는 데 도움이 된다. 체내 효소가 늘어나는 셈이라서 소화효소를 만들어내는 췌장이 쉴 수 있다. 소화와 흡수, 에너지의 생산 및 배설의 과정이 일사천리로 진행되면서 체내의 독소 배출도 원활해진다. 효소 보조제는 병원균이나 바이러스가 몸에 침입했을 때 그것들의 겉껍질을 파괴하는 역할도 한다. 그래서 병에 잘 안 걸리는 면역력이 높은 상태로 몸을 유지할 수 있다.

암에도 효소 보조제가 효과 있다. 단백질 분해 효소인 프로테아제는 암세포를 보호하는 단백질의 피막을 분해해서 암세포를 직접 사멸시킨다. 그리고 몇 종류의 사이토카인(면역세포에서 분비되는 특수 단백질)을 만들어내는데, 이 사이토카인이 다시 한 번 암세포를 해치운다. 효소가 많아지면 암의 증식 반응에 관여하는 유해 효소를 만들지 못하게 되는데, 이 역시 좋은 효과 중 하나다.

특히 질 좋은 효소 보조제에는 엄청난 면역 활성 효과가 있다. 예측하건대, 미래의 암 치료는 질 좋은 효소 보조제의 사용이 기본이 될 것이다. 이미 미국에서는 암환자에게 효소 보조제를 쓰고 있다. 효소 보조제는 암 외에도 당뇨병, 간경변증(간세포가 망가지면서 간 전체가 딱딱해지는 병), 아토피성 피부염 등 다양한 질병에도 치료 효과가 있다.

치료 보조 용도와는 별도로 건강관리를 위해서도 효소 보조제를 먹는 편이 좋다. 특히 효소의 생산량과 면역력이 떨어지기 시작하는 중년이나

도표 1-8 ∷ 이렇게 하면 식이효소를 효과적으로 섭취할 수 있다

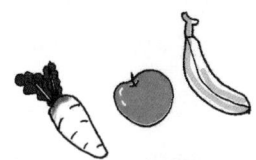

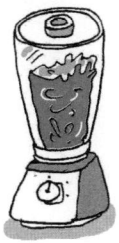
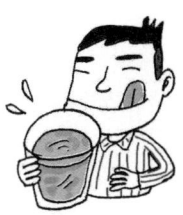

생과일이나 생채소를 갈아서 공복에 주스로 마신다

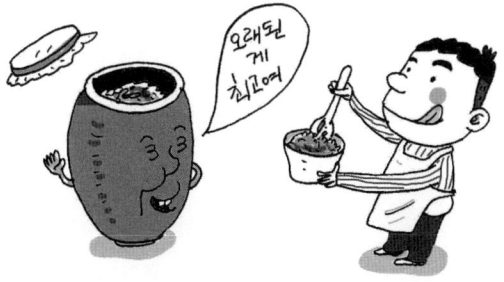

발효식품을 먹는다

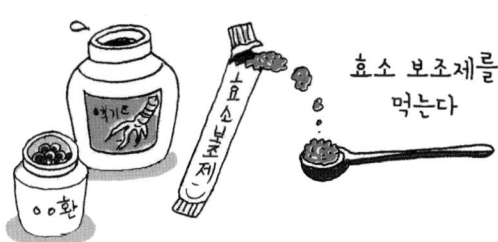

효소 보조제를 먹는다

노년에 접어들었다면 효소 보조제의 섭취를 고려해봄직하다.

   현재 미국이나 유럽에서 가장 잘 팔리는 건강 보조제는 효소 보조제이고 비타민이 2위다. 그만큼 효소는 전 세계 사람들에게 주목을 받고 있다.

> **체내 효소의 온존을 고려해
> 과일·채소 주스와 발효식품을
> 매일 먹자!**

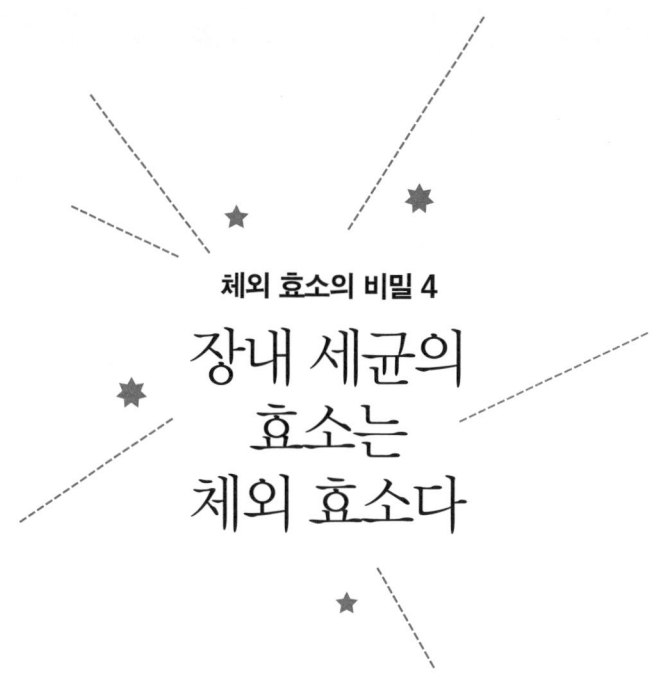

체외 효소의 비밀 4
장내 세균의 효소는 체외 효소다

마지막 주제로 색다른 효소를 소개한다. 바로 '장내 세균의 효소'다.

장내 세균이 대사물질을 만든다

장을 포함한 소화관은 입에서 들어온 음식물이 지나는 길이다. 구강, 식도, 위, 소장, 대장, 그리고 항문까지 하나의 긴 관으로 이뤄져 있으며 피부와 마찬가지로 항상 외계의 자극에 노출되어 있다. 그래서 '안이자 밖'이라고 하며, 의학적으로도 '신체 외부'로 본다. 그러한 장(주로 대장)에 세균이 살고 있다.

장내 세균은 우리가 섭취한 영양분의 일부를 주된 영양원으로 삼아 분해와 합성 등의 발효 활동을 통해 증식하고 다양한 대사물질을 만들어낸다. 그 분해와 합성에는 유익균의 효소가 활약한다.

얼마 전까지만 해도 인간은 식이섬유인 셀룰로오스(cellulose)를 분해하지 못한다고 여겨졌다. 셀룰로오스는 포도당으로 이루어진 단순다당류의 하나로, 고등식물이나 조류의 세포막의 주성분이다. 그러나 현재는 어느 정도 분해와 발효가 가능하다는 사실이 밝혀졌다. 장내 유익균이 지닌 효소의 작용 덕분이다.

장내 세균은 인체에 속한 존재가 아니라 인체와 공생하는 존재다. 그래서 나는 장내 세균이 지닌 효소도 체외 효소로 분류한다. 이들의 작용으로 만들어지는 대사물질이 우리의 건강에 큰 영향을 준다. 그 대사물질은 '단쇄지방산(SCFA, 탄소 수 6개 이하의 지방산)'이란 유기물이다.

장내 세균과 건강에 관해서는 2장에서 더 자세히 설명하겠다.

> **장내 세균의 효소가
> 우리 몸의 건강을 좌우한다.**

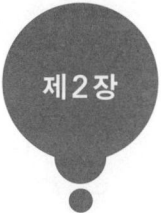

면역력의 신세계,
장 면역력

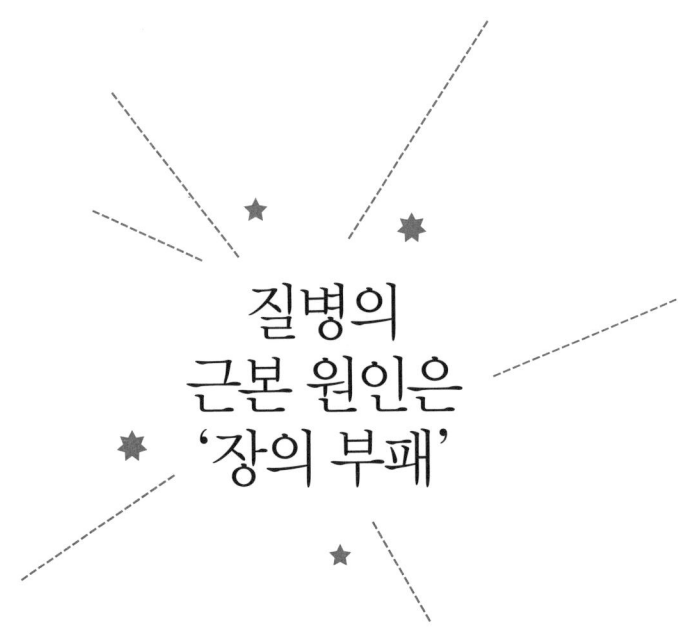

질병의 근본 원인은 '장의 부패'

2장에서는 효소와 연관이 깊은 장기인 장의 비밀을 파헤쳐보겠다.

우리가 음식을 섭취하면 위와 소장에서 소화와 영양 흡수의 과정을 거쳐 변을 만든다. 혈액으로 들어간 영양소는 온몸으로 보내져 모든 세포(조직)에 전달된다. 그렇게 해서 에너지 대사가 이루어진다. 에너지 대사의 방향은 '음식→장→혈액→세포'이다. 그래서 장과 혈액, 세포는 삼위일체로 본다. 물론 효소는 이 과정 모두에 크게 관여한다.

질병은 '음식→장→혈액→세포'라는 에너지 대사의 방향과 관련이 깊다. 협심증을 예로 질병의 성립 과정을 들여다보자.

서양의학에 의하면, 협심증은 심장의 근육에 영양을 공급하는 관상동맥의 일부가 좁아지거나 경련을 일으켜서 심근에 충분한 혈류가 흘러들지 못해 일어나는 병이다. 날카로운 흉통이나 흉부 압박감을 느끼고, 병이 더욱 진행돼 관상동맥이 완전히 막혀 심근이 괴사하면 심근경색이 된다. 치료할 때는 관상동맥확장제를 투여해서 관상동맥을 넓히는 방법을 쓴다. 혹은 카테터(catheter)라는 관 모양의 기구를 삽입해서 좁아진 관상동맥을 넓히거나 우회술(迂回術)[18]로 좁아진 부분을 피해서 혈액을 흐르게 하는 등의 치료법이 있다. 이들 처방으로 한동안은 괜찮을지 모르나 재협착의 우려가 남아 있다.

그러나 내 생각은 서양의학의 진단 및 치료 기조와 조금 다르다. 나는 4가지 원인이 복합적으로 작용해 협심증이 생긴다고 본다. 첫 번째 원인은 '관상동맥의 협착'이다. 두 번째 원인은 관상동맥 협착을 일으키는 '혈류 악화나 혈액의 오염'이다. 세 번째 원인은 혈류 악화나 혈액 오염을 일으키는 '장의 부패'다. 네 번째 원인은 '장을 부패시키는 물질들'이다. 이 중에서 네 번째가 원인 중의 원인, 즉 협심증의 근원이다. 이 원인을 해결하지 못하면 일시적으로 증상이 좋아져도 결국 관상동맥 협착은 재발한다.

원인 중의 원인인 '장을 부패시키는 물질들'이란 무엇을 의미할까? 다음의 네 가지로 집약된다.

① **잘못된 먹을거리** : 화학첨가물이 많이 들어간 식품, 산화된 식품, 산화된 기름, 트랜스지방산이 들어간 식품 등이다. 고기, 생선, 달걀, 백설탕, 리놀레산(linoleic acid)[19], 당지수(GI)가 높은 식품을 너무 많이 섭취해도 장은 부패한다.

② **잘못된 식습관** : 저녁 8시 이후의 식사, 아침에 가열식을 먹는 습관, 과식, 먹고 바로 자는 습관, 대강 씹고 삼키는 습관, 급하게 먹는 습관이 장을 부패하게 만든다.

③ **역치를 넘어선 과도한 스트레스** : 역치란 어떤 반응을 일으키는 최소 자극량이다. 스트레스 수준이 역치를 초과하면 이를 원인으로 뇌나 몸에 장애가 발생한다. '뇌장관계(腦腸關係)'라고 해서 뇌와 장은 자율신경으로 연결돼 있다. 뇌가 스트레스를 느끼면 설사나 변비를 일으키는데, 여기서 끝나지 않고 소화·흡수에 이상이 생기고 장내에도 유해균이 많아지게 된다.

④ **외부에서 들어온 독성물질** : 전자파, 방사능, 담배연기, 잔류농약, 석면, 환경호르몬, 곰팡이류 등이 몸에 흡수되어도 장이 부패한다.

특히 '④외부에서 들어온 독성물질'은 현대인을 둘러싼 악의 포위망과도 같다.

서양의학에서는 협심증으로 진단되면 혈류가 좋아지는 치료를 하는데, 이는 앞에서 말했듯 대증요법에 불과하다. 혈류 악화나 혈액 오염, 장의 부패를 해결하지 않고는 근원 치료에 이르지 못한다. 설사 치료됐

더라도 '독소를 몸 안에 들이지 않고 효소가 풍부한 음식을 먹어 건강한 소화와 흡수·대사를 한다'를 실천하지 않으면 협심증은 재발한다. 1장에서 소개한 '효소의 낭비를 막는 생활'과 '식이효소를 효율적으로 섭취하는 방법이 질병 치유의 기본인 것이다.

장과 혈액과 세포는 삼위일체라고 했다. 장을 구체적으로 얘기하기 전에 혈액과 장의 관계에 관해서 설명하겠다.

> 장의 부패를 해결하는 것이
> 건강 생활의 선결 과제다.

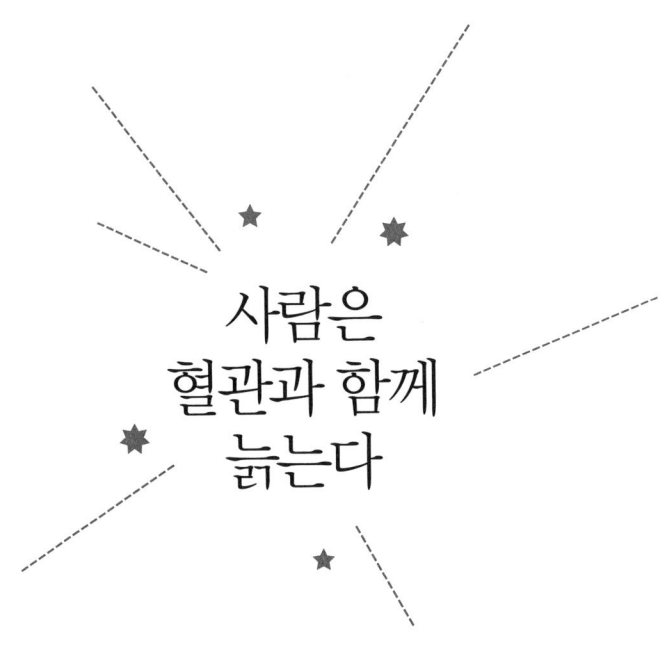

사람은 혈관과 함께 늙는다

흔히 '건강의 비결은 깨끗한 혈액이 좌우한다'고 말한다. '깨끗한 혈액'이란 '미세 순환, 즉 모세혈관의 혈류가 매우 좋다'는 뜻이다. 이 말은 인체의 건강에서 의미가 깊다. 왜냐하면 질병에 걸리는 최종 단계가 혈액 오염과 그로 인한 모세혈관의 폐색이기 때문이다.

혈액은 심혈관계 내부를 순환하는 물질로, 생명 유지에 지극히 중요하다. 주된 역할은 산소·아미노산·포도당·지방산·비타민·미네랄·효소 등의 영양소를 나르는 '운반'과 pH·호르몬·체온 등을 일정하게 유지하는 '완충', 병원체·이물질 등으로부터 몸을 지키는 '방어'로 구분할 수 있다.

혈액이 흐르는 혈관은 심장에서 시작해 대동맥·대정맥 같은 굵은 혈관, 동맥·정맥과 그 지류인 모세혈관으로 이어진다. 지류에는 또 다른 지류가 있어서 마지막에는 가장 가는 극모세혈관으로 이어진다. 전체 길이만 10만km로, 지구 둘레를 무려 2바퀴 반이나 돌 수 있는 정신이 아득해질 정도의 길이다. 그중 93%가 모세혈관이다.

극모세혈관에서 각 조직으로 영양소와 산소가 전달되기에 조직은 기능할 수 있다. 만약 조직이나 세포에 영양소와 산소가 도달하지 못하면 그 조직은 기아 상태에 빠지고, 얼마 안 가 우리 몸은 질병에 걸리고 만다. 이를 막을 수 있는 예방책으로 '모세혈관의 혈류 개선'만한 것이 없다.

미세 순환을 개선하는 효소의 힘

혈액에서 영양소와 산소를 운반하는 역할은 적혈구가 담당한다. 정확하게는 적혈구 속 헤모글로빈의 작용이다. 폐에서 산소를 넘겨받은 적혈구는 온몸의 조직에 산소를 공급하고, 돌아올 때는 조직이 배출한 이산화탄소를 폐로 운반한다.

혈액이 잘 흐르느냐 아니냐를 가르는 비결이 적혈구에 있다. 적혈구는 가운데가 오목한 원반형으로, 긴 쪽의 지름이 7.5㎛(마이크로미터, 1㎛는 1㎜의 1000분의 1)다. 극모세혈관의 직경은 4~5㎛이다. 적혈구가 더 크다. 크기만 봐서는 적혈구가 극모세혈관 속으로 들어가지 못하는 게 당연한데, 적혈구는 특수 능력을 발휘해 기어이 자기 몸보다 가는 혈관으로 들어간다. 바로 변형 능력이다. 원반형의 한가운데를 접어서 극모세혈관 속으로 들어가는 것이다.

그러나 적혈구의 변형 능력은 영원하지 않다. 혈액 속에 중성지방이나 콜레스테롤이 필요 이상으로 많거나, 당뇨병이 그렇듯이 고혈당이거나, 활성산소가 많으면 적혈구가 딱딱해지면서 변형 능력이 쇠퇴한다. 또 산화한 기름이나 당화단백(자당과 단백질이 달라붙은 것)이 늘어나면 적혈구들이 마치 엽전을 꿰놓은 것처럼 서로 달라붙는다. 그렇게 되면 모세혈관 속으로는 들어가지 못한다. 게다가 적혈구는 주로 산소를 운반하는데, 적혈구들이 서로 겹쳐 있으면 표면적이 크게 줄어서 운반할 수 있는 산소의 양이 극단적으로 감소한다. 그래서 혈액의 흐름이 좋지 않은 사람은 조금만 움직여도 금세 숨이 차거나 쉽게 피로를 느끼는 것이다.

그런데 적혈구는 어떻게 엽전꾸러미 모양으로 연결될까?

건강한 적혈구는 음이온(-)이 주위를 채우고 있기 때문에 적혈구끼리는 서로 밀어내서 달라붙을 일이 없다. 그렇기에 개별적으로 이동하고 좁은 혈관 속으로도 들어갈 수 있는 것이다. 그런데 적혈구와 적혈구 사이로 산화한 기름이나 당화단백 같은 물질이 끼어들면 그들이 접착제 역할을 해서 적혈구를 이어 붙여버린다. 적혈구가 몇 개 혹은 몇십 개씩 연결되기도 한다. 그 모양이 마치 쌓아놓은 동전을 쓰러뜨렸을 때처럼 뭉쳐 있는 상태 같아서 연전형성(rouleaux formation)이라고 한다.

산화한 기름이나 당화단백 같은 물질이 혈액에 섞이는 주된 원인으로는 커피·육류의 과다 섭취, 정신적·육체적 스트레스, 흡연, 운동 부족 등이 있다. 연전형성이 나타났을 때는 단백질과 지방의 섭취량을 줄이고 혈액을 알칼리화하는 식품을 먹으면 효과적이다.

원반형의 적혈구에 장내 부패로 생긴 세균이 들러붙어서 별사탕 모양이 되는 경우도 있다. 유극 적혈구(有棘赤血球, acanthocyte)라고 하는데 혈관 속에 이런 상태가 되면 혈액이 끈적끈적해지고(도표 2-1), 그 결과 영양소와 산소가 온몸으로 전달되지 못한다.

영양소와 산소가 전달되지 못해 조직이 기아 상태에 빠지면 활성산소가 출현한다. 이 유해한 산소는 정상 세포를 괴롭히는데, 그 상태가 오래 이어지면 세포핵 속의 DNA를 손상시키거나 파괴해서 갑작스런 변이를 일으킨다. 이것이 조직의 암화로 발전한다.

노벨 생리의학상을 수상한 독일의 바르부르크 박사(Otto Heinrich Warburg, 1883~1970)[20] 는 "암은 몸속에 산소가 부족해 발생한다"고 발표했다. 미세 순환이 악화된 조직은 암에게 절호의 번식처다. 혈류가 나쁘기 때문에 면역세포인 백혈구도 재빨리 현장으로 달려오지 못한다.

미세 순환이 좋다는 말, 즉 모세혈관의 혈액이 깨끗해서 흐름이 원활

도표 2-1 :: 깨끗한 혈액과 끈적끈적한 혈액

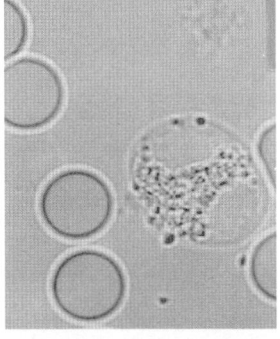

깨끗한 혈액
적혈구가 균일한 원형을 유지하고 있는 정상적인 상태.

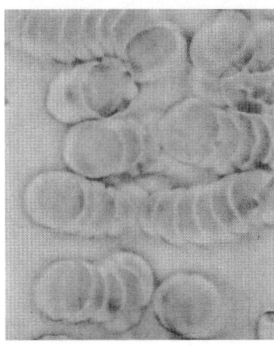

연전형성 혈액
적혈구가 엽전을 꿰어놓은 것처럼 서로 들러붙어 있다. 이 상태로는 모세혈관으로 들어가지 못한다.

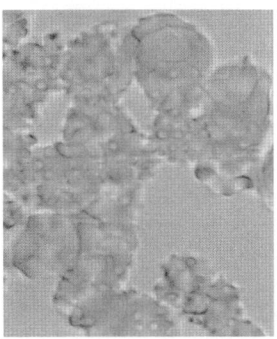

끈적끈적한 혈액
적혈구에 부패균이 부착해서 구상(球狀)이 된 유극 적혈구.

하다는 말에는 이처럼 중대한 사실이 내포되어 있다.

나는 이 미세 순환의 개선이야말로 건강으로 가기 위한 가장 중요한 과제라고 생각한다. 미세 순환을 개선하는 최대의 비결은 효소가 살아 있는 식품을 섭취하는 것이다. 연전형성이 발생했을 때 이를 풀어내는 일은 체내 효소의 역할이지만, 식이효소도 상당한 비율로 이를 돕기 때문이다.

혈액은 장에서 만들어진다?

혈액은 건강한 사람이어도 끊임없이 상태가 좋아졌다 나빠졌다 한다. 음식을 먹고 몇십 분만 지나도 혈액의 상태가 급변한다. 그 정도로 우리가 먹는 음식이 중요하다.

먹는 음식이 건강을 좌우하는 이유는 '피가 되기' 때문이다. 앞에서도 말했듯 '장과 혈액과 세포는 삼위일체'다.

혈액은 어디에서 만들어질까? 대부분 '골수'라고 대답할 것이다. 1925년에 미국의 댄, 세이빈, 커닝엄이라는 3명의 혈액학자가 주장한 이론이 '골수 조혈설'이다. 학교에서도 현재 그렇게 가르치고 있다. 하지만 혈액은 장에서 만들어진다는 것이 내 생각이다. 이 같은 생각은, 존경하는 치시마 키쿠오(千島喜久男, 1899~1978)[21] 박사가 주장한 '장관(腸管) 조혈설'에서 유래한다.

치시마 박사는 혈액이 골수에서 만들어지는 경우는 어디까지나 비상시의 2차적 조혈 작용이며, 평상시 혈액은 소장의 융모(점막에 빽빽이 난 작은 돌기)에서 만들어진다고 보았다. 이 책의 주제와 동떨어진 내용이라 자세한 설명은 생략하지만, 내가 치시마의 학설을 순순히 받아들일 수 있었던 이유는 임상 개업의로서 질병에 대한 관점에 한계를 느낀 데다 서양의학적 치료를 했음에도 전혀 좋아지지 않은 현상을 겪었기 때문이다.[22]

사실 나는 그 이전부터 막연하게나마 '인간의 몸과 마음에 중요하게 기능하는 기관은 장이 아닐까' 생각하고 있었다. 그러던 중에 치시마 학설과 만났고, 이런 결론에 도달했다.

"먹은 음식이 장에서 혈액이 된다. 그 혈액이 조직으로 흘러가 몸(생명)을 만든다. 그러니 질병의 원흉은 혈액 오염이며, 혈액을 오염시키는 범인은 건강하지 못한 장과 나쁜 음식이다."

나는 언젠가 골수 조혈설이 뒤집히고 장관 조혈설이 인정받는 날이 오리라 믿는다. 역사를 돌아봐도 천동설과 지동설을 비롯해 그런 사례는 흔하게 널려 있다.

인간의 장기 중에서 노화가 가장 빠른 곳은 어디일까? 1위가 장이고, 2위가 신장이다. 뇌는 골격근과 함께 3위다. 장과 신장이 나란히 1, 2위를 차지한 이유는 이 둘이 가장 많은 혈액을 사용하는 사치스런 장기이기 때문이다. 혈관이 많은 장기일수록 빨리 늙는다.

소장과 대장, 신장의 혈류를 개선하는 일이 얼마나 중요한지 이제는 알았으리라 생각한다. 사람은 혈관과 함께 늙는다. 장을 깨끗하게 하고 혈액을 깨끗하게 하는 일은 노화 방지로도 직결된다.

> **피를 오염시키는 범인은
> 건강하지 못한 장과 나쁜 음식이다.**

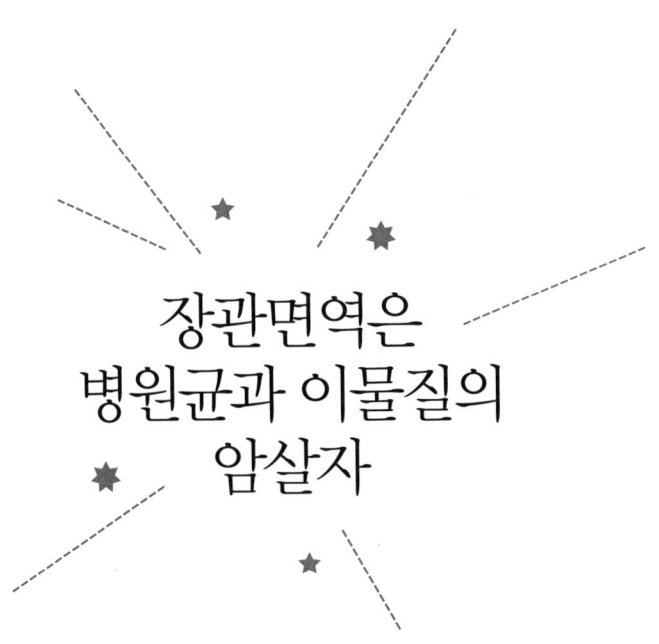

장관면역은 병원균과 이물질의 암살자

이제 장에 대해 본격적으로 이야기하자.

장의 임무는 소화와 흡수만이 아니다. 면역이라는 인체 건강의 최전선을 수호하는 장기이기도 하다.

뇌는 장의 '끄트머리'에서 태어났다

장이 얼마나 거물인지 알려주겠다. 뇌와 간, 신장 같은 주요 장기도 원래는 장에서 발달해 나왔다. 영양을 흡수하는 장을 효율적으로 움직이기 위해서 장을 따라 신경이 발달했고, 그 신경의 끄트머리가 팽창하면서 인간을 인간답게 만드는 뇌도 생겨났다. 따라서 뇌신경보다 장의 신경이 형님이다.

소장 그리고 장관면역

장기별 신경세포의 수를 봐도 뇌 다음으로 신경세포가 많은 곳이 장이다. 신경으로 덮인 장관(腸管)은 간이나 췌장 등에 소화와 흡수 작업을 지시하는 사령탑으로서 기능한다.

음식이 지나는 길인 입에서 식도, 위, 소장, 대장, 항문까지는 쭉 이어져 있는 것이 마치 하나의 통으로 된 토관(土管. 흙으로 구워 만든 둥근 관)과 같은 모양새다. 토관의 안쪽이 항상 외기에 노출되어 있듯 우리의 위장도 항상 외부의 자극을 받는다. 앞에서도 말했지만, 장관은 몸의 '안이자 밖'이다. 그래서 소화기관의 안쪽 점막은 음식과 함께 들어오는 세균이나 병원균 같은 외적(外敵)에 항상 노출되어 있다.

인체 입장에서 이들 외적이나 이물질의 침범은 중대한 위기다. 장관에서는 이들을 배제하거나 중화시켜서 우리 몸에 해를 끼치지 못하도록 막아야만 한다. 그 일을 위해 소장에는 수많은 면역세포가 집중되어 있다. 면역세포의 일종으로 림프구란 것이 있는데, 전신에 존재하는 림프구의 70%는 소장에 집중돼 있다(대장에는 10%). 종양면역(암에 특이적으로 작용하는 면역)도 80%가 소장에 있다. 이들을 '장관면역'이라고 한다.

장관면역을 대표하는 것이 페이에르판(Peyer's patch)이라는 집합 림프절이다. 림프절이란 림프관이 분기하는 부분에 있는 샘(腺)인데, 회장(回腸. 소장 하부에 있으며 소장 전체의 5분의 3을 차지)을 중심으로 180~240개가 존재한다. 소장은 십이지장, 공장, 회장으로 구성되며 회장에서 영양소를 최종적으로 흡수한다. 영양을 흡수할 때는 이물질까지 함께 들어오지 않도록 배제하거나 중화하는데, 그런 면역활동의 사령탑이 바로 페이에르판이다.

페이에르판의 표면은 '원주 상피세포(圓柱上皮細胞)'라는 원주형 세포로 덮여 있다. 그 일부에 M세포(Microfold cell. 장관 상피세포)가 있다. 장 세포와 달리 표면에 융모가 없다. 그 대신 넓은 미세 주름(microfold)이 있는데, 이 때문에 M세포라고 부른다. 우리 몸에 이물질이 들어오면 먼저 매크로파지나 수상세포(樹狀細胞) 등이 인식하고 림프구의 킬러-T세포(killer-T cell)[23]나 NK세포(Natural Killer cell)[24] 등이 활성화되면서 면역 반응을 일으킨다. 이들은 문자 그대로 병원균과 이물질의 암살자다.

장이란 장기는 이처럼 중대한 작용을 담당한다. 그러나 장관면역에 관한 연구는 아직 새로운 분야라 해명되지 않은 부분이 많다. 일련의 작용을 통해 중요한 역할을 하는 M세포가 발견된 해가 1974년이니, 이제 겨우 40년이 지났을 뿐이다. 장관면역을 중요하게 여긴 시기 역시 그 이후부터다. 그런 연유로 장관면역은 '면역의 신대륙'이자 '면역의 신세계'라 불리고 있다.

중년 이후에는 면역계의 중심이 이동한다

장관면역을 활성화시키면 몸 전체의 면역력 강화로 이어져서 암이나 기타 질병의 치료도 효과를 볼 수 있다. 암의 경우로 면역에 관해서 잠시 생각해보자.

현대 일본은 2명 중 1명이 암에 걸려서 3명 중 1명이 죽는 시대가 되었다. 그런데 암은 어떻게 해서 생겨날까?

인간의 몸에서는 매일 1조 개의 세포가 죽고 이를 보충하기 위해 세포 분열로 새로운 세포가 비슷한 수만큼 생겨난다. 개중에는 세포의 설계도인 DNA를 제대로 복사하지 못한 불량품도 섞여 있다. 그 수는 매일 5000개 정도라고 한다.

복사 오류가 난 세포는 아포토시스(apoptosis, 세포 자살)로 대부분 죽지만, 간혹 죽지 않는 세포도 있다. 이들이 암의 씨앗이며, 이들을 퇴치하는 것이 면역세포다. 그러므로 우리는 그리 쉽게 암에 걸리지 않는다. 면역세포들은 암의 씨앗뿐만 아니라 세균, 바이러스, 곰팡이 같은 병원체에 대해서도 똑같이 작용한다. 하지만 어떤 이유로 면역 작용이 약해지면 암세포나 병원체가 맹위를 떨치게 된다.

인간의 면역력은 나이를 먹을수록 떨어지는데, 20세 무렵에 절정이었다가 40대에는 절정기의 절반으로 떨어지고, 50대가 되면 절정기의 3분의 1 수준까지 감소한다. 이는 면역세포의 주역인 림프구를 만드는 흉선이 퇴화하기 때문이다. 암이 40대부터 늘기 시작해 고령이 될수록 많아지는 데는 이 같은 이유가 있다.

그리고 중년 이후에는 면역계의 중심이 흉선에서 장관 림프조직으로 이동한다. 장관면역은 장내 환경만 좋다면 고령이 되어도 계속해서 기능한다. 장을 건강하게 유지해야만 하는 이유를 여기에서도 알 수 있다.

콜레라에 걸린 일본인, 콜레라에 걸리지 않은 현지인

장관의 면역력이 떨어지면 어떤 일이 생기는지를 증명하는 데 안성맞춤인 사례가 있다.

1995년에 인도네시아의 발리 섬에 관광 다녀온 200명 이상의 일본인들이 콜레라에 걸렸다. 모두가 '관광객들이 200명 이상이나 콜레라에 걸렸으니 모르긴 몰라도 발리 섬에서는 난리가 났을 것이다'라고 생각했다. 과연 그랬을까? 아니다! 현지인 중에는 콜레라에 걸린 사람이 한 명도 없었다.

발리에서 일본인 관광객이 걸린 콜레라균은 '엘토르 오가와형(El Tor O1, serotype Ogawa)'으로, 보통은 몸에 들어와도 발병하지 않을 정도로 매우 약한 유형의 콜레라균이다. 그러면 왜 일본인 관광객은 발병했을까?

그 이유는 장관면역력이 저하돼 있었기 때문으로 보인다. 여행은 일상적인 일이 아니기에 교감신경이 우위여서 변비가 잘 생기는 상태가 되기 쉽다. 아마 다들 그런 경험이 있을 것이다. 모처럼 여행을 왔으니 맛있는 요리와 술을 최대한 즐기다 보면 몸에는 상당히 많은 스트레스가 쌓인다. 그 결과 장내 부패를 일으켜서 장관면역력이 뚝 떨어진 탓에 평소라면 걸릴 리 없는 약한 콜레라균에도 감염되고 말았으리라.

이런 상황이 꼭 해외에서만 벌어진다고는 할 수 없다. 우리나라에서도 때때로 음식점에서 식중독에 감염되었다는 뉴스가 흘러나오는데, 그 음식점에서 식사를 한 사람들 모두가 식중독에 걸리지는 않는다. 그 음식점에서 식사를 할 때 장내 환경이 상당히 악화된 사람만 식중독에 걸렸으리라 추측한다(그렇다고 해서 그 가게에 책임이 전혀 없다는 얘기는 물론 아니다).

평소 장 건강을 철저히 챙겼더라면 이런 '말도 안 되는 병', '생각지도 못한 병'에 걸릴 일은 없었으리라.

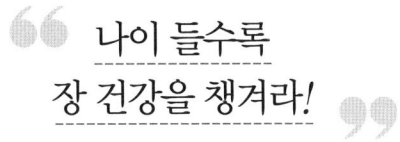

나이 들수록
장 건강을 챙겨라!

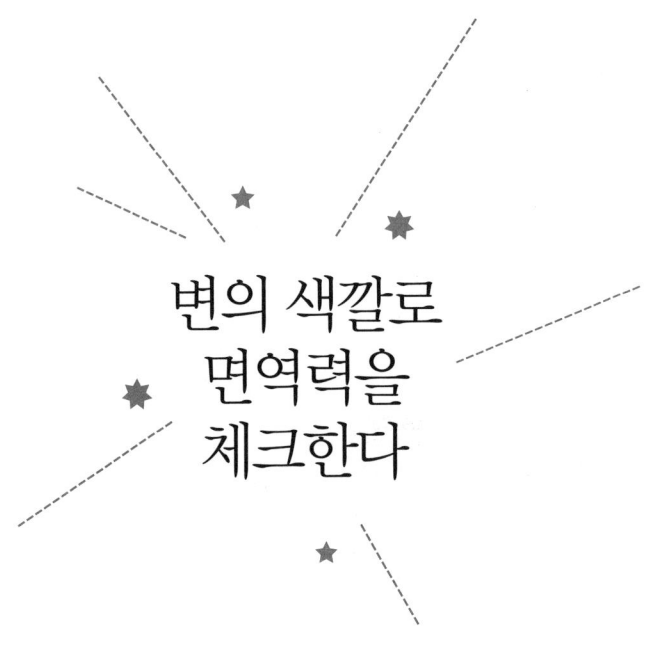

변의 색깔로 면역력을 체크한다

　내 면역 상태가 어떠한지 알아두는 것은 매우 중요한 일이다. 면역력을 알려면 건강진단 때 제시되는 백혈구 수치 등이 참고가 된다. 1mm^{3}안에 백혈구가 4000~8000개가량 있는 것이 기준이니, 이와 비교해보면 어느 정도 내 면역력을 판단할 수 있다.
　하지만 굳이 건강진단을 하지 않고도 현재의 면역 상태를 측정할 수 있다. 변을 통해서다! 변이 좋다는 것은 장이 건강해서 면역력이 높게 유지되고 있다는 의미이고, 반대로 변이 나쁘면 장이 건강하지 못하고 면역력도 떨어져 있다는 뜻이 된다.

변의 어떤 면을 보고 면역력을 판단할 수 있을까? 가장 먼저 색깔을 봐야 한다. 좋은 변은 황색에 가까운 색을 띤다.

변의 색은 담즙 속에 있는 빌리루빈(bilirubin)이란 물질의 영향을 받는다. 빌리루빈이 대장에서 어떤 화학변화를 일으켰는가에 따라 달라진다. 빌리루빈은 담즙 색소를 이루는 등황색(橙黃色) 또는 붉은 갈색의 물질로, 노화된 적혈구가 붕괴될 때 헤모글로빈이 분해되어 생긴다. 변의 산도에 따라 빌리루빈의 색이 변해서 산성에서는 황색을 띤 오렌지색이, 알칼리성에서는 거무스름한 다갈색이 된다. 장속에 비피더스균이나 유산균 같은 유익균이 많으면 장 내부는 약산성을 띤다. 그래서 건강한 변은 황색에 가까운 색이 된다. 반대로 유해균이 늘어나면 장속은 알칼리성이 되기 때문에 변은 거무스름한 색을 띤다. 빌리루빈이 혈액 속에서 증가하면 황달을 일으킨다.

변의 색만 가지고도 면역 상태를 판단할 수 있으니 참으로 간단하지 않은가. 그러니 매일 화장실에서 볼일을 보고 물을 내리기 전에 변의 상태를 확인해보자.

변의 상태로도 면역력 상태를 알 수 있다. 굵고 길며 물에 뜨는 변이 이상적이다. 설사나 변비, 둘 다 정상적인 상태는 아니라서 몸에는 좋지 않다. 그래도 어느 한쪽을 고르라면 설사가 그나마 낫다. 왜냐하면 설사는 일종의 독소 배출 현상으로 볼 수 있기 때문이다. 식중독을 일으키는 세균이나 감기바이러스 등이 체내로 침입해 들어왔을 때 그들을

도표 2-2 ∷ 변으로 장 면역력을 체크한다

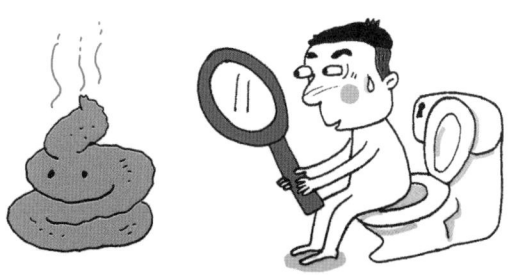

변의 색깔 살피기
: 황색에 가까운 색이면 ok!

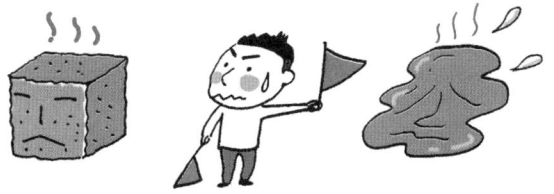

변의 상태 살피기
: 설사나 변비 중에서는 설사가 그나마 낫다

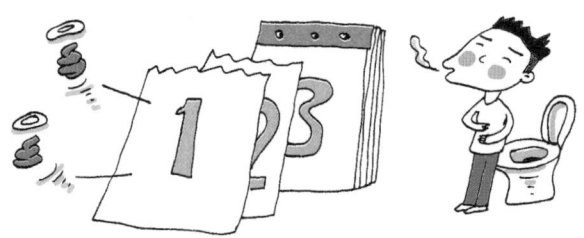

배변량과 횟수 살피기
: 300~400g 정도의 양을 하루에 2~3회 보면 ok!

재빨리 배설해서 몸을 지키려는 반사 작용이 설사다. 그에 비해 변비가 생기면 유해균과 그로 인해 생성된 인돌(indole)[25], 스카톨(skatole)[26], 아민(amine)[27] 같은 질소 잔류물이 장에 머무르는데, 그러면 생활습관병을 포함한 온갖 질병이 생겨나기 쉽다.

나는 병원을 찾는 환자들의 변 상태에 주의를 기울인다. 설사든 변비든 결국 체내 효소가 부족하다는 증거이기 때문이다. 변의 상태로 건강 상태를 판단한 뒤에 좋은 효소식을 코치하면서 치료로 들어간다.

배변량이나 횟수도 중요하다. 현대 일본인의 하루 배변량은 약 130~180g 정도로, 바나나 한 개 반에 해당하는 양이다. 배변은 한 번에 보는 양은 적어도 괜찮으나 하루에 2~3번 보는 편이 좋다. 대장 내에서의 체류 시간이 길면 유해균이 번식하기 때문에 하루에 여러 번 정기적으로 배변을 하는 것이 바람직하다.

나는 현재 일본인의 배변량이 크게 부족하다고 생각한다. 배변량이 300~400g 정도는 돼야 바람직하다. 실제로 1950년 무렵에 일본인의 배변량은 350~400g이었다. 배변량을 늘리려면 식이섬유의 섭취를 빼놓을 수 없다. 식이섬유의 중요성에 관해서는 바로 이어 다룬다.

> **매일 매일 변 상태를 살펴 현재의 면역력을 체크하라!**

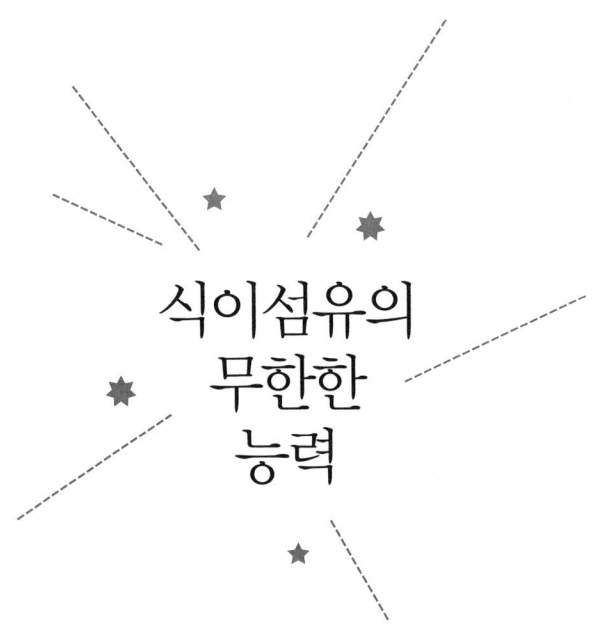

식이섬유의 무한한 능력

 장 건강과 관련해 내가 효소식만큼이나 주목하는 것이 식이섬유다. 식이섬유는 탄수화물의 일종이며, '소화효소로는 거의 소화되지 않는 고분자 성분'으로 정의된다.
 사실 과거 식이섬유는 음식물 찌꺼기 취급을 받았다. 하지만 식이섬유가 건강에 크게 공헌한다는 사실이 밝혀지면서 많은 이들이 식이섬유를 새로운 시각으로 바라보게 되었다. 그런데 나는 식이섬유에 대한 사람들의 인식이 아직도 부족하다고 생각한다.

생활습관병의 근원은 식이섬유가 빠진 식사

식이섬유의 중요성을 세계에 알린 사람은 영국의 데니스 버킷(Dennis Burkitt) 박사다. 그는 '모든 생활습관병은 금세기의 식생활이 식이섬유를 잃어버린 데서 시작됐다'고 했다. 버킷 박사의 주장은 지극히 타당하며, 식이섬유는 그 정도로 중요한 영양소다. 박사가 말하는 식이섬유의 유효성은 다음과 같다.

- 식이섬유가 장벽을 자극함으로써 위장의 운동과 소화액의 분비가 활발해진다.
- 장내 세균은 식이섬유를 영양분 삼아 번식해 비타민 B군 등을 합성한다.
- 식이섬유는 소장에서의 소화 시간을 늘림으로써 당분이 장에 흡수돼 혈당치가 상승하는 정도를 완화한다.
- 식이섬유는 대장에서의 음식물 통과 시간을 줄이고, 장내 세균의 작용으로 배변을 원활하게 한다.
- 식이섬유는 담즙산의 재흡수를 억제해서 혈중 콜레스테롤의 양을 내린다.
- 식이섬유는 유해물질, 중금속을 흡착해 변과 함께 배출됨으로써 발암의 위험성을 줄인다.

식이섬유의 유효성에 대해 조금 더 자세히 설명하겠다.

식이섬유에는 물에 녹는 수용성과 물에 녹지 않는 불용성이 있다. 수용성 식이섬유에는 펙틴(pectin)[28], 구아검(guar gum)[29], 글루코만난(glucomannan)[30], 후코이단(fucoidan)[31], 알긴산(alginic acid)[32] 등이 있는데, 물을 흡수하면 끈적끈적해지면서 젤리처럼 부풀어 오른다. 그 덕분에 콜레스테롤이나 담즙산의 흡수가 억제되어 혈중 콜레스테롤과 간 내 콜레스테롤의 양이 줄어드는 효과가 있다.

담즙산은 콜레스테롤을 원료로 간에서 만들어지는 소화액이다. 지방을 녹이는 작용을 하는데 간과 소장, 담낭 속에 일정량이 비축돼 있다가 지방을 소화·흡수해야 하는 시점에 십이지장으로 분비된다. 그 역할이 끝나면 재흡수돼 다시 간으로 보내진다. 이를 담즙산의 '장간순환(腸肝循環)'이라고 한다.

젤리 상태가 된 수용성 식이섬유는 담즙산을 흡착해서 변과 함께 배설된다. 그러면 담즙산의 비축량에 부족분이 생겨 재생산을 해야 한다. 이때 사용되는 주재료가 간이나 혈액 속의 콜레스테롤이다. 그 영향으로 동맥경화증이나 고콜레스테롤혈증[33], 허혈성 심장 질환[34], 뇌혈관 질환, 담석 등의 질병에 대한 예방 효과가 높아진다.

수용성 심이섬유는 당분의 흡수를 늦춤으로써 혈당치의 급격한 상승을 막아 당뇨병도 예방하고, 식염 등에 많은 나트륨과 결합하기 쉽기 때문에 고혈압 방지에도 도움이 된다. 나트륨과 결합한 젤리 상태의 수용성 식이섬유는 그대로 대장으로 보내져 체외로 배출되는데,

이것이 혈압을 내리는 효과로 이어지는 것이다. 식이섬유가 생활습관병에 효과적인 이유는 이 같은 일련의 작용 때문이다.

식이섬유는 비피더스균 같은 유익균을 늘려서 장내 세균의 균형을 유지하는 역할도 한다. 최근 밝혀진 바로는 식이섬유가 단쇄지방산을 만드는 장내 세균의 먹이가 된다고 한다. 단쇄지방산은 우리 몸의 면역력을 높이고 대장벽의 세포를 정상으로 재생시키는 등 건강과 크게 관련된 물질이다.

수용성 식이섬유를 다량 함유한 식품으로는 사과·바나나·키위 등의 잘 익은 과일, 미역·다시마·큰실말 등의 해조류, 참마와 곤약 등이 있다.

하지정맥류도 식이섬유 부족이 원인이다

불용성 식이섬유로는 셀룰로오스, 헤미셀룰로오스(hemicellulose)[35], 리그난(lignan)[36], 글루칸(glucan)[37], 키틴 키토산(chitin chitosan)[38] 등이 있다. 불용성 식이섬유는 수분 흡수 작용이 강하고 보수성(保水性)이 높다. 식이섬유가 물을 흡수하면 몇 배에서 몇십 배로 팽창해서 장벽을 자극하기 때문에 장의 연동운동이 왕성해진다. 그 덕분에 음식물의 찌꺼기가 빠르고 부드럽게 체외로 배설된다. 높은 흡수력으로 변의 양을 늘리고 부드럽게 만들어주기에 변비 해소와 숙변의 배설에도 효과가 있다.

불용성 식이섬유는 장내 유해물질을 흡착해서 변과 함께 체외로 배출하는 작용도 한다. 장내 유해물질이란, 음식물이 소화되고 남은 찌꺼기 등이 장내 유해균에 의해 변화된 것이나 식품에 섞여 들어온 것 등이다. 이 중에는 발암성이 있거나 유해 중금속을 함유한 물질도 있기 때문에 농도도 중요하지만 장에 머무는 시간이 길어져도 암을 비롯한 온갖 질병이 생겨난다.

대장게실을 예로 들어보자. 불용성 식이섬유가 부족하면 변비에 잘 걸려서 변의 양이 줄고 딱딱해진다. 작고 딱딱한 변을 밀어내려면 장벽의 근육은 더 강한 힘을 줘야 한다. 그 탓에 장내 압력이 비정상적으로 높아진다. 장내 압력이 지속되면 대장벽의 일부가 견디지 못하고 빠져나가면서 풍선처럼 볼록 튀어나오게 된다. 이것이 게실이다. 게실이 염증을 일으키면 대장게실염이 된다. 복통이나 설사의 증상이 있고, 드물게는 다량의 출혈을 보이기도 한다.

이런 대장게실염이 점점 늘고 있다. 예방을 위해서는 불용성 식이섬유를 풍부하게 섭취해야 한다. 불용성 식이섬유가 부족하면 충수염, 틈새탈장[39], 탈장, 하지정맥류[40], 치핵[41], 직장탈출증[42] 등도 생긴다. 불용성 식이섬유는 대부분의 식물에 함유되어 있다. 현미 등의 전립곡물, 우엉 등의 근채류, 콩, 잎채소류, 버섯류에도 풍부하다.

간단하게 정리하면, 수용성 식이섬유는 콜레스테롤과 당질의 불필요한 흡수나 급격한 흡수를 막고, 불용성 식이섬유는 원활한 배변을 유도해 장에서 발생한 유해물질을 배설한다. 이러한 식이섬유의 작용이 고지질혈증[43]이나 당뇨병, 동맥경화증을 막고, 암 예방에도 큰 역할을 한다.

안타깝게도 현대 일본인의 식이섬유 섭취량은 지극히 낮은 편이다. 10~40대의 섭취량은 14g을 크게 밑돌아 12g 정도이고, 50대 이후는 평균 16.5g을 섭취하고 있다. 후생노동성이 제시하는 식이섬유의 영양필요량은 하루 기준으로 20~25g이니, 식이섬유의 중요성을 인식해 일부러라도 섭취량을 늘려야 한다. 참고로, 식이섬유 20~25g은 채소를 300g, 감자나 고구마를 1개, 과일 200g 정도는 먹어야 충족된다.

하지만 나는 후생노동성과 생각이 조금 다르다. 식이섬유를 하루에 30~40g은 섭취해야 이상적이라고 본다. 백미를 현미나 보리밥으로 바꾸거나, 식초절임에 콩류(콩과 식물)를 곁들이거나, 해조류나 버섯류를 요리에 이용하는 등의 방법으로 섭취량을 늘려가야 한다. 귤은 속껍질도 먹고, 사과도 껍질째 먹는다. 주식, 반찬, 국물 요리, 디저트 등에 식이섬유가 많은 식품을 집어넣는다면 섭취량을 크게 늘릴 수 있다.

암이나 당뇨병 같은 만성 질환이 급격히 늘어난 것은 식이섬유 섭취량이 크게 줄어든 것과 큰 관련이 있다. 장내 환경을 좋게 만드는 것은 건강을 지키는 핵심이다. 농경이 시작된 이래로 지속돼온 현미채식과 발효음식, 해산물 중심의 전통식을 재평가하고, 효소가 풍부한 채소과일주스를 마시는 습관을 들이고, 식사로는 부족하기 쉬운 영양을 보조제로 보충하는 등의 노력이 필요하다.

요즘 같은 먹을거리 환경에서 내가 가장 추천하고 싶은 식이섬유는 덱스트린(dextrin)⁴⁴이라는 100% 식물성 수용성 식이섬유다. 덱스트린은 옥수수나 감자의 전분을 아밀라아제로 분해해서 만드는데, 젤화(젤리 상태)⁴⁵의 정도가 훨씬 강력하기 때문에 장내 독소나 당, 지방 등의 과잉 영양소를 단단히 흡착해서 배설하는 효과가 있다. 이 밖에 정장작용(整腸作用)이나 내장지방의 저감, 미네랄 흡수 촉진 등의 효과도 탁월하다. 안전성에 관해서도 미국 FDA(미국 식품의학국)가 보증하고, 일본 후생노동성도 특정 보건용 식품으로 인가하고 있으니 안심할 수 있다. 음식으로 식이섬유를 충분히 섭취하지 못할 것 같다면 덱스트린을 응용한 건강보조제나 음료수 등을 섭취하는 것도 좋다.

> **식이섬유는 더 이상
> '음식물 찌꺼기'가 아니다.**

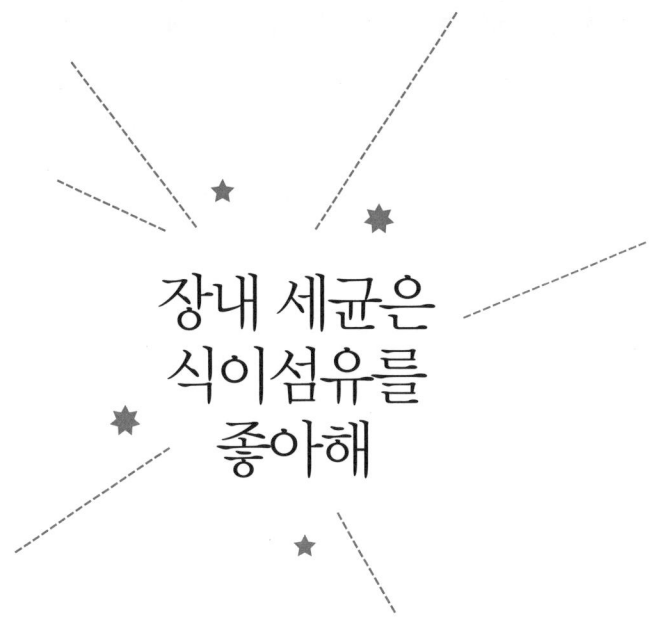

장내 세균은
식이섬유를
좋아해

　장에는 불가사의한 생물인 장내 세균이 살고 있다. 장내 세균은 우리 몸에 속한 조직이 아니라 인간과 공생 관계에 있는 미생물로 '제3의 장기'라고도 불린다. 우리 몸은 그들의 숙주다. 그들은 우리가 섭취한 영양분의 일부를 주된 영양원으로 삼아 살아간다.
　장내 세균의 종수에 대해서는 얘기가 많다. 400종에 400조 개라고도 하고, 최근에는 1000종에 1000조 개라는 주장까지 나왔다. 어느 쪽이든 장에 터를 잡고 사는 미생물의 수가 방대하다는 뜻이다. 무게로 치면

1~1.5kg이라고 하니 우리 몸의 중요 장기인 간에 필적하는 중량이다.

장내 세균은 대장의 중심부에 사는데, 마치 풀꽃의 군락처럼 집단을 형성해 번식한다고 해서 '장내 플로라(intestinal flora)'라고 부른다. 장내 세균은 소장, 그중에서도 소화가 일어나지 않는 회장 부분에도 상당량 존재한다.

유익균, 유해균, 중간균

장내 세균은 3종류로 구분된다. 비피더스균이나 유산균처럼 몸에 좋은 영향을 미치는 유익균, 웰치균이나 대장균처럼 나쁜 영향을 주는 유해균, 둘 중 우세한 쪽에 붙는 중간균이다. 이들의 비율이 건강에 큰 영향을 미치는데 유익균이 3, 유해균이 1, 중간균이 6인 상태가 이상적이다.

유익균은 다양한 측면에서 건강에 관여한다. 남아도는 콜레스테롤을 체외로 배설하는 지질 대사를 활성화하고, 병원균을 배제하며, 유해한 발암물질을 분해하고 배설한다. 이 외에 효소의 활성화, 비타민 합성, 호르몬 생산, 장내 pH의 조정, 장 연동운동의 활성화, 항상성(호메오스타시스)의 유지 및 조정에도 관여하며, '쾌락 물질'인 도파민을 뇌에 보내거나 면역계를 활성화하는 일도 한다.

만일 장속에서 유해균의 지배력이 세져서 그 균형이 무너지면 유

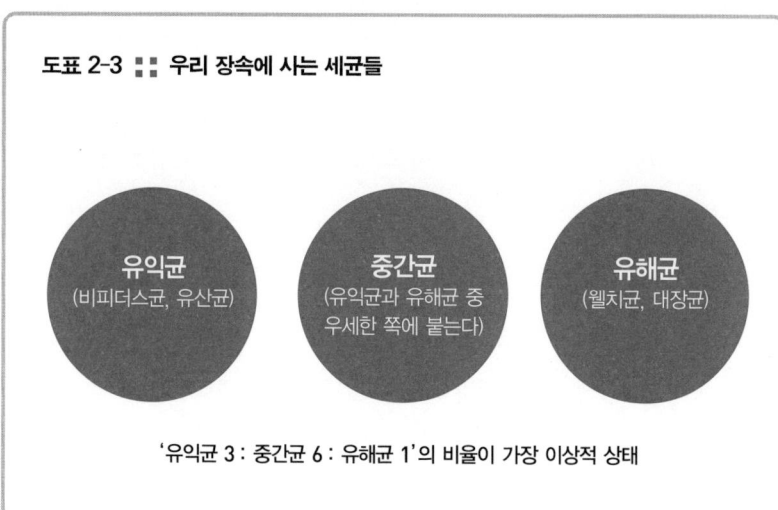

익균과 중간균의 활동성이 떨어지고 생체의 면역계에도 영향을 줘서 감염증이나 알레르기, 궤양성 대장염, 암, 비만 등 수많은 질병의 원인을 만든다.

그렇다고 해서 유해균이 싹 다 없어져야 좋다는 것은 아니다. 유해균이라고 부르긴 하지만, 이들만이 할 수 있는 작용도 있기 때문이다. 콜레라균이나 이질균 등이 체내로 침입하면 유해균이 무리를 지어 공격하는 경우가 그렇다. 유해균은 밖에서 들어온 강력한 균에 대항하기 위해 존재한다. '우리 몸에서 필요 없는 것은 없다'는 말이 여기서도 증명된다.

식이섬유의 뜻밖의 위력

　장내 세균은 무얼 먹고 살까? 바로 식이섬유다. 식이섬유를 많이 섭취하면 장내 세균 가운데 유익균의 수가 증가한다. 식이섬유가 부족하면 우울증이나 수면 장애 같은 신경증에도 영향을 준다. 이런 증상들은 모두 장내 세균이 감소하거나 난조해 일어난다.

　장내 세균의 역할 중에 쾌락 물질인 도파민이나 세로토닌을 뇌로 보내는 작용이 있다. 사람의 행복도는 도파민과 세로토닌이라는 뇌내 물질이 만들어내는데, 이 물질들을 만드는 원료가 필수 아미노산이다.

　필수 아미노산을 섭취했다고 해서 바로 도파민이나 세로토닌으로 바뀌지 않는다. 체내로 흡수된 필수 아미노산은 도파민이나 세로토닌의 전구체(前驅體, 어떤 물질이 생성되기 전단계의 물질)로 모습이 바뀌어서 뇌로 보내지는데, 그 전구체를 생성하는 일도 뇌로 들여보내는 일도 모두 장내 세균이 한다. 이들 전구체가 뇌로 들어가야 비로소 도파민과 세로토닌으로 바뀌는 시스템이다 보니, 장내 세균이라는 생산 공장이 유해균으로 황폐해져 있으면 인간은 행복한 기분을 맛보지 못한다.

　반복해서 말하지만, 장내 세균의 먹이는 식이섬유다. 불안감 때문에 인생을 즐기지 못하는 사람은 대개 장내 세균이 감소해서 장내 플로라의 상태가 엉망일 확률이 높다. 그 결과 쾌락 물질의 전구체가 제대로 합성되지 못해 뇌내에서 도파민 같은 쾌락 물질이 줄어든 것이다.

　최근 일본의 자살자 수는 2012년 이후로 매해 3만 명을 넘는다. 10만

명당 약 24명이 자살로 세상을 떠나는 것이다. 그런데 경제적으로 곤궁하다는 멕시코의 자살자 수는 10만 명 중 고작 4명으로, 일본의 6분의 1에 불과하다. 일본이 경제적으로 풍족함에도 자살률이 높은 것은 50년 전에 비해 식이섬유 섭취량이 절반으로 줄어든 것과 큰 관련이 있지 않을까?

그 근거가 될 만한 나라가 멕시코다. 특유의 낙천적인 기질이 한몫을 하겠지만, 식이섬유 섭취량을 살펴보면 멕시코 사람들은 세계에서 식이섬유를 가장 많이 먹는 것으로 알려져 있다. 일본인의 식이섬유 섭취량보다 약 3배나 더 많다.

장내 세균은 수용성 식이섬유를 더 좋아한다. 수용성 식이섬유는 다시마·미역 등의 해조류와 두부·유부 같은 콩 제품에 풍부하게 들어 있다. 또 불용성(액체에 녹지 않는 성질) 식이섬유가 많은 우엉이나 샬롯[46], 마늘, 아보카도, 과일류 등에도 수용성 식이섬유가 들어 있다. 이 밖에 오크라, 몰로키아[47], 토란처럼 미끈미끈 끈적끈적한 식품에도 풍부하다.

그 밖에 장내 세균이 좋아하는 음식으로 발효식품이 있다. 미소된장, 간장, 낫토, 식초, 절임 등이 대표적인 발효식품이다.

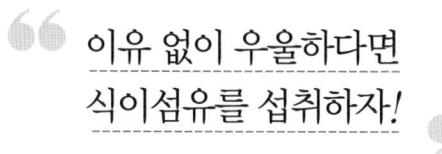

이유 없이 우울하다면
식이섬유를 섭취하자!

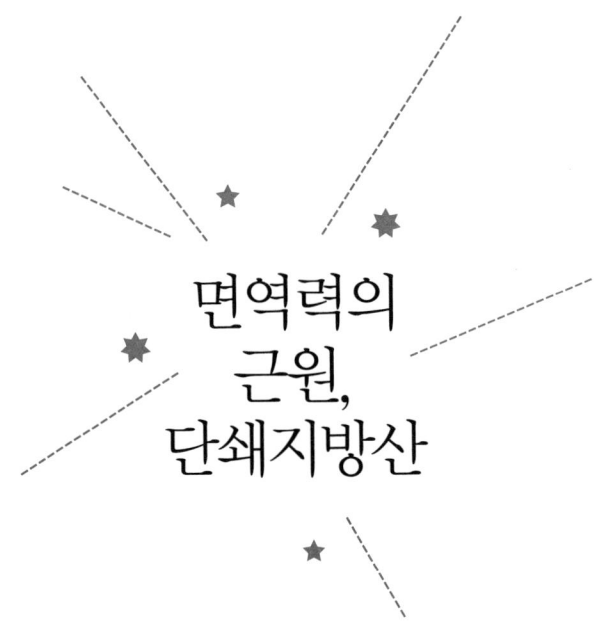

면역력의 근원, 단쇄지방산

　대장이란 장기는 변을 만들고 장내 세균의 활동으로 유해물질을 분해하거나 배설을 하는 등 여러 가지 작용을 한다. 이에 더해 최근에 밝혀진 매우 중요한 작용이 있다. 바로 '단쇄지방산'이라는 유기산의 작용이다.

　단쇄지방산은 장 내부가 '발효' 상태일 때 생겨난다. 장의 발효 상태란 질 좋은 탄수화물(올리고당, 전분, 식이섬유)을 적정량 먹었을 때 일어나는 현상으로, 장내 환경이 매우 좋은 상태를 뜻한다.

　단쇄지방산은 아세트산(acetic acid)[48], 프로피온산(propionic acid)[49], 부

티르산(butyric acid)[50]이라는 탄소 수 6개 이하의 유기산으로 포화지방산에 속한다. 이들은 수용성 식이섬유나 전분 같은 당질의 발효로 생기는 물질인데, 단쇄지방산을 만드는 주체가 바로 장내 세균의 유익균이다. 이들 유기산은 면역력을 높이고 건강을 유지하고 향상시키는 대단히 중요한 역할을 한다.

발효로 생긴 단쇄지방산의 95%는 대장 점막으로 흡수돼 모든 소화관과 전신에 있는 장기의 점막 상피세포를 형성하고 증식을 책임진다. 대장 점막 등은 단쇄지방산이 에너지원이다. 단쇄지방산이 없으면 대장벽을 유지할 수 없고, 부족하면 점막에 틈이 생겨 세균이 몸속으로 침입하기 쉬워진다.

단쇄지방산에는 점액을 분비시키는 작용까지 있어서 부족하면 위액이나 장액, 췌장액, 담즙이 제대로 분비되지 않는다. 위는 위 점액이 없으면 위벽에서 나오는 강력한 염산(위산)에 금세 구멍이 뚫려버린다. 침이나 눈물, 콧물 같은 체액도 단쇄지방산이 만든다.

단쇄지방산의 작업은 여기에서 그치지 않고 세포 내 미토콘드리아에도 작용해 에너지의 활성화를 촉진한다. 또 장의 pH를 내려서 약산성으로 만듦으로써 살균력을 높이기도 한다. 단쇄지방산 가운데 부티르산은 암의 아포토시스(세포 자살)에도 관여하는 등 항암 효과까지 있다.

나는, 단쇄지방산의 작용을 발견한 일은 피토케미컬의 발견에 필적할 정도로 가치가 있다고 생각한다. 그래서 환자를 치료할 때도 효소 보조제를 투여하거나 효소식 프로그램을 통해 환자의 단쇄지방산을 늘려서 면역력을 높이는 방법을 쓰고 있는데, 암 치료에도 큰 효과를 보고 있다.

반추동물을 연구하다 발견한 단쇄지방산

단쇄지방산의 놀라운 효과는 수의대학 연구자들의 노력 덕분에 밝혀졌다. 관련 연구는 1940년대에 시작되었다. 당시에는 소 등의 반추동물이 대상이었는데, 소나 말이 풀만 먹고사는데도 어떻게 강인한 근육을 만들고 차돌박이의 지방이 생길까라는 연구자들의 소박한 의문에서 시작되었다.

1개의 위에 4개의 방이 있는 소의 경우, 제1위를 중심으로 발효를 반복하는 동안 풀에서 대량으로 추출된 아미노산을 흡수해서 근육을 만든다. 이 같은 발효 과정에서 발생한 유기산(단쇄지방산)이 위벽에서 흡수돼 소고기의 차돌박이가 생긴다는 사실이 밝혀졌다. 반추동물의 위 속에 있는 세균이 단쇄지방산을 만드는 데 커다란 역할을 하고 있었던 것이다. 2000년 무렵에 이러한 사실이 해명되었으니, 연구를 시작한 지 60년 만에 얻은 결과였다.

소 같은 반추동물은 위에 있는 세균이 단쇄지방산을 만들지만, 인간은 장내 세균이 단쇄지방산을 만든다. 인간을 대상으로 한 연구는 1970년대에 있었는데, 채식주의자에게도 강한 근육이 생기는 현상을 보고서 시작되었다. 파푸아뉴기니인이 대표적이다. 그들은 타로토란 중심의 채식 곡물형 식생활을 하기 때문에 단백질 섭취량이 하루에 10g 이하로 매우 적다. 그런데도 전신이 다부진 근육으로 덮여 있는 것은 식이섬유와 효소를 충분히 먹어 단쇄지방산이 많아진 덕분이었다. 소와 말에서 시작된 단쇄지방산 연구는 이 같은 과정을 거쳐 인체의 건강 유지에 중대한 역할을 한다는 사실이 밝혀진 것이다.

    단쇄지방산을 늘리는 제일 좋은 식품은 미역·다시마 같은 해조류이다. 사과와 바나나 등 잘 익은 과일에 함유된 수용성 식이섬유도 단쇄지방산을 늘린다. 곡류·콩·버섯류에 있는 불용성 식이섬유, 우메보시(매실을 소금에 절인 것)·피클·염교초절임 등의 각종 절임 식품, 흑초·식초·김치 등의 발효식품도 좋다. 이들 식품은 혈액을 깨끗하게 하는 효과도 있다.

> **"** 장내 유익균이 만드는
> 단쇄지방산은 인체의 건강을 책임지는
> 중요한 유기산이다. **"**

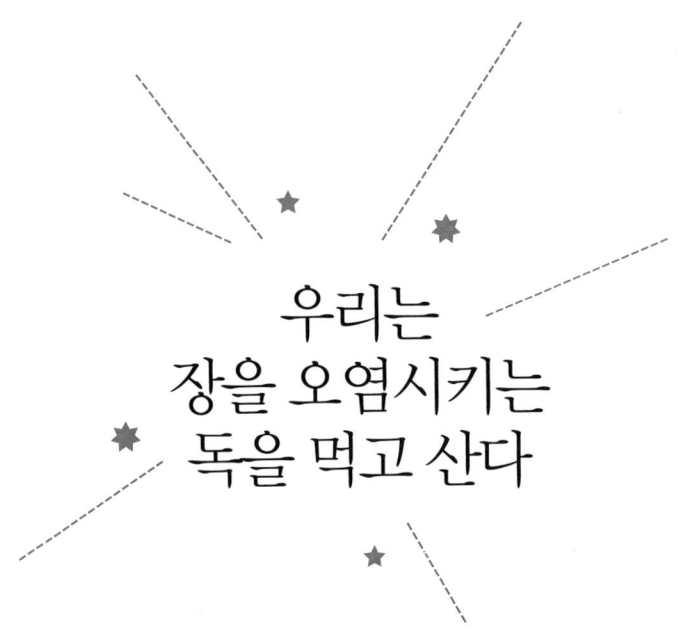

우리는 장을 오염시키는 독을 먹고 산다

 앞에서도 말했지만, 장이란 장기를 설명할 때 나무에 비유하면 이해하기가 매우 쉽다. 나무에는 뿌리가 있고, 뿌리에는 영양을 흡수하는 세포가 있다. 나무는 뿌리가 없으면 생명을 유지하는 영양과 에너지를 흡수하지 못한다. 우리 몸에서 뿌리에 해당하는 부분이 장의 장융모(腸絨毛)다. 여기에 영양을 흡수하는 세포가 있다.

 나무의 토양은 우리 몸에서는 장의 내용물에 해당한다. 우리가 입으로 삼켜서 위와 장에서 소화한 영양소다. 토양이 부패하고 오염되면 나무는 얼마 못 가서 말라 죽는다. 우리 몸도 마찬가지로, 올바른 영양을 섭취하지 않으면 결국 병들고 만다.

장을 부패시키는 독들

문명이 발달한 현대사회에서는 자기도 모르는 사이에 '독'을 먹게 된다. 가장 대표적인 독은 가공식품에 들어 있는 식품첨가물이다. 채소와 과일 등에 묻은 잔류농약도 마찬가지다. 필요 이상으로 섭취한 동물성 단백질, 당지수가 높은 식품, 백설탕(자당)의 과잉 섭취도 독이다.

독은 장내 환경을 부패시킨다. 특히 백설탕은 소화효소를 낭비하는 강력한 효소 저해 물질이기도 하다. 백설탕은 포도당과 과당이 결합한 이당류인데, 이 두 단당은 분자가 일단 달라붙으면 단단하게 결합하기 때문에 효소나 위산으로도 좀처럼 끊지 못한다. 소화되지 않은 채 장에 남은 백설탕은 유해균이나 곰팡이(진균)의 영양분으로 쓰여 장내 환경을 악화시킨다. 장내 부패가 일으키는 다양한 문제들은 이미 1장에서 설명했다.

또 백설탕은 제조 과정에서 불순물을 제거하는 작업과 표백 작업을 거치는데, 이때 사용되는 화학약품의 영향으로 천연 영양 성분도 함께 제거되고 만다. '영양 제로(0)'의 상태가 되는 것이다.

활성산소(4장에서 자세히 설명한다)를 발생시키는 산화한 식품도 지독한 독이다. 시간이 지난 튀김이나 오래된 건어물 등이 그렇다. 산화한 식품을 먹는 것은 활성산소를 먹는 것과 같다. 체내에서 발생한 활성산소는 세포를 손상시킨 뒤에 마치 도미노처럼 몸의 조직을 파괴함으로써 암이나 심근경색, 뇌졸중 같은 다양한 질병을 유발한다.

트랜스지방산도 독이다. 천연 식물기름에는 거의 들어 있지 않은 지방산인데, 액상의 불포화지방산에 수소를 첨가해서 굳히는 과정에서 생긴다. 마가린이나 쇼트닝, 팻 스프레드(fat spread) 등에 함유되어 있으며 햄버거나 프라이드치킨 같은 패스트푸드, 비스킷이나 스낵, 식빵 등을 만들 때 쓰인다. 트랜스지방산은 실로 광범위하게 쓰이고 있어서 현대의 식생활에서는 피하기가 어려울 정도다.

리놀레산은 '적정량'을 초과하면 독으로 돌변한다

트랜스지방산뿐만 아니라 리놀레산도 장을 더럽히는 나쁜 기름이다. 리놀레산은 불포화지방산인 오메가6지방산의 하나로, 인간의 몸에서는 만들지 못하는 필수 지방산이다. 얼마 전까지만 해도 몸에 좋은 기름으로 알려졌었다. 단, 적당량을 섭취했을 경우다. 분명 적당량을 먹으면 몸에 좋은 기름이지만, 과다 섭취하면 몸에 염증을 일으키기도 하고 혈소판 응집이나 혈관 왜소화 같은 작용을 일으켜 결국 뇌졸중·심장병·암의 원인이 되고, 알레르기 같은 면역계 질병에 커다란 영향을 준다.

안타까운 점은 현재 우리가 먹는 식품 대부분에 리놀레산이 들어 있다는 것이다. 튀기거나 볶거나 하는 각종 기름을 시작으로 포테이토칩 같은 스낵, 마가린, 마요네즈, 드레싱, 인스턴트라면, 케이크, 빵, 아이스크림은 물론이고 콩과 보리, 쌀 등에도 들어 있으니 자기도 모르는 사이에 적정량을 초과하기 일쑤다. 필요량의 10배나 섭취하고 있다는 데이터도 있을 정도다.

리놀레산의 섭취량을 줄이기 위해서는 국가의 영양 정책이 급선무겠지만, 각자가 스스로 이들 식품을 멀리 하려는 노력도 해야 한다. 예를 들면, 식품 성분표시 라벨에 '식물성 유지'나 '식물성 식용유'가 있으면 트랜스지방산이나 리놀레산이 들어 있다고 보고 그런 식품을 피하는 것이다.

건강법에는 좋은 음식을 먹는 방법도 있지만, 나쁜 음식을 멀리하는 태도도 중요하다. 이러한 태도가 오히려 건강을 지키는 지름길일 수 있다. 넓은 의미에서 이 또한 독소 배출의 한 방법이다.

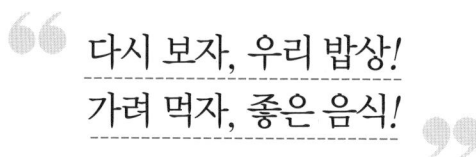

> **다시 보자, 우리 밥상!**
> **가려 먹자, 좋은 음식!**

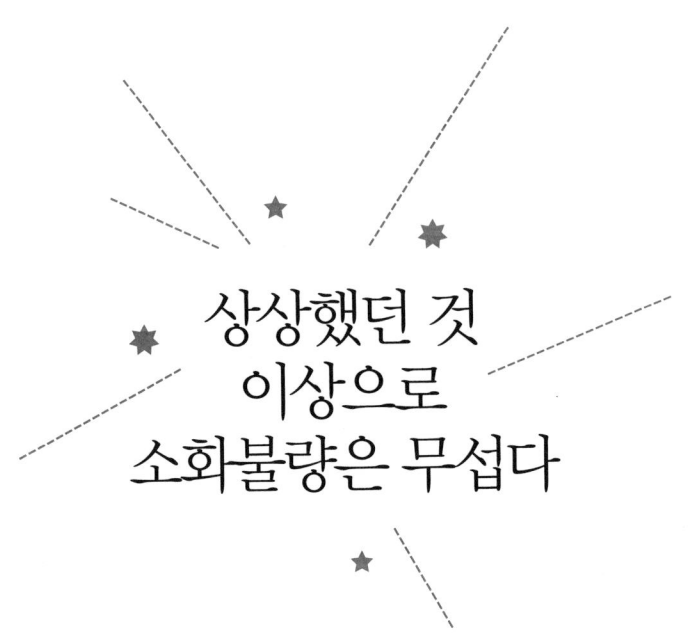
상상했던 것 이상으로 소화불량은 무섭다

우리 몸이 필요로 하는 영양소 중에서 가장 중요한 영양소는 탄수화물, 단백질, 지방이다. 이 3대 영양소를 소장에서 흡수할 수 있는 크기로 분해하는 작업이 '소화'다. 이 외의 영양소인 비타민, 미네랄, 식이효소는 매우 작아서 분해 작업을 하지 않아도 체내로 흡수될 수 있다. 단, 식이섬유는 체내로 흡수되지 않기 때문에 소화 작업과는 무관하다.

식사를 통해 섭취한 3대 영양소를 분리하는 작업은 엄청난 중노동이다. 그런 소화 작업을 체내 효소가 맡는다. 소화 작업을 할 때는 1만 개의 구슬을 꿰어 만든 목걸이를 구슬 하나만 남을 때까지 분해해야 하는데, 간혹 이 작업이 제대로 진행되지 않아 10개나 20개씩 붙은 채로 대장까지 갈 때가 있다. 이것이 소화불량이며, '소화가 완전하지 않은' 이 상태가 다양한 폐해를 일으킨다.

소화불량은 만병의 근원이다

소화불량 하면 으레 속쓰림이나 트림, 구역질처럼 불쾌한 증상만을 연상하는데, 절대로 거기서 끝나지 않는다. 소화불량이 생기면 대장 내에서 부패나 이상 발효, 산패(지방의 산화)가 일어난다. 부패는 단백질의 과다 섭취, 이상 발효는 탄수화물의 과다 섭취, 산패는 지방의 과다 섭취 때문에 일어나는 현상이다.

게다가 채 소화되지 못한 식품의 잔류물은 장에서 유해균(부패균)의 먹이가 된다. 그 영향으로 장내 유해균이 대량으로 늘어나고 유익균이 극단적으로 감소하면서 장내 세균의 균형이 무너진다. 그 결과 유해물질이 만연하고, 그 일부는 대장벽으로 흡수된다.

특히 문제가 되는 영양소가 단백질이다. 유해균은 과잉 아미노산이나 소화되지 않은 단백질을 분해해서 아미노산 대사 산물인 '질소 잔류물'을 만들어내는데, 이 물질은 온갖 질병의 원인이 될 정도로 굉장히 해롭다. 스카톨, 인돌, 아민, 페놀(phenol)[51], 황화수소(hydrogen

도표 2-4 :: 소화불량은 무섭다

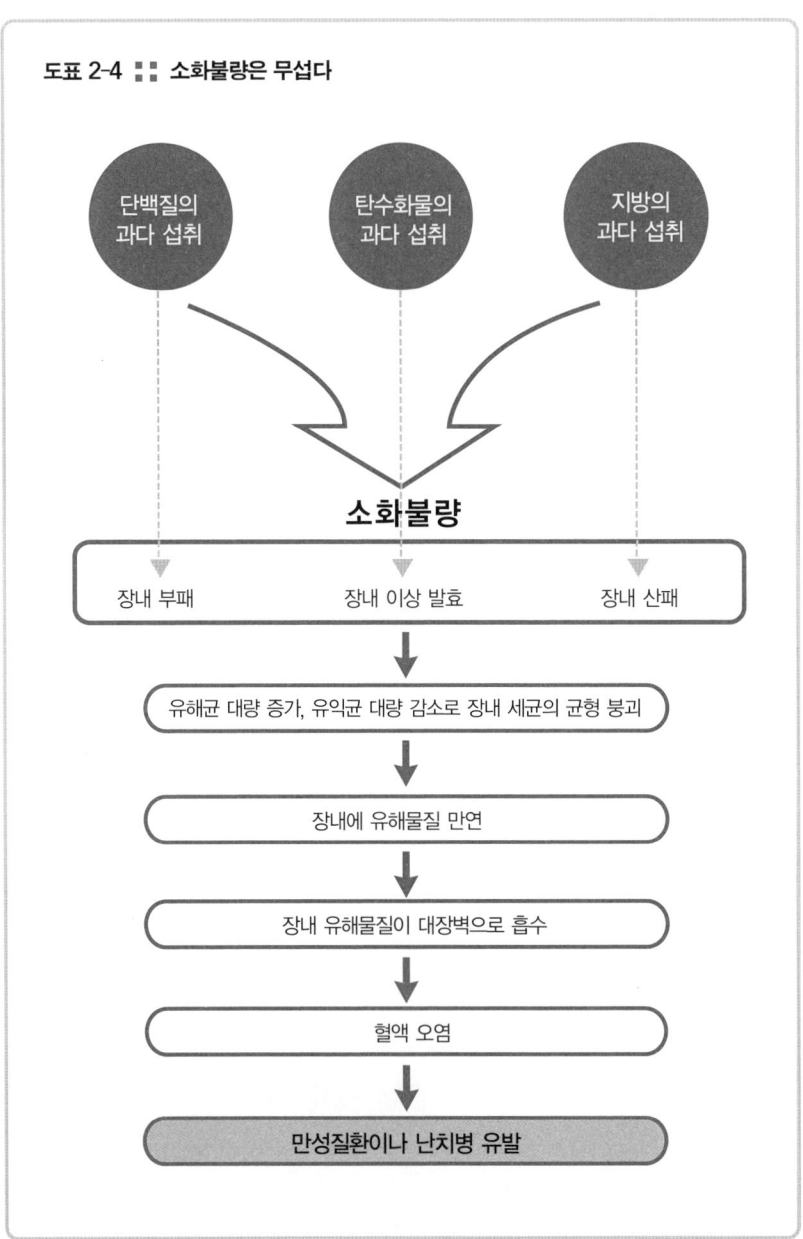

sulfide)[52], 암모니아(ammonia)[53] 등의 질소 잔류물은 더욱 강력한 발암물질인 나이트로소아민(nitrosoamine)[54]도 만들어낸다. 이 물질들은 혈액을 오염시킴으로써 만성 질환이나 난치병을 유발하는 근원이 된다.

이러한 현상은 대장에서 끝나지 않고 소장과 위에도 악영향을 미친다. 소장에서는 영양을 흡수하는 장융모에 염증을 일으켜 장누수증후군(LGS)[55]을 유발한다. 게다가 유해균이 분비하는 알칼리성 물질이 장의 점막을 녹여서 마치 테니스 라켓의 줄이 늘어져서 망이 벌어진 것 같은 상태가 되어버린다(도표 2-5). 그 탓에 평상시라면 흡수가 절대 불가능한 커다란 분자가 혈액 속으로 침투하고 만다. 그래서 일어나는 질환이 천식, 꽃가루알레르기, 아토피 같은 알레르기다. 또 류머티즘 등의 아교질병[56]·크론병[57]·궤양성 대장염 등도 발증하며, 다수의 신경 질환도 유발한다. 위에서는 헬리코박터 파일로리균 같은 유해균이 늘어나 위염, 위궤양, 위암의 위험성이 증가한다.

소화불량은 이렇게나 무섭다.

소화불량을 일으키는 10가지 원인

이처럼 무서운 소화불량은 어떻게 해서 일어날까? 내가 생각하는 원인은 다음과 같다.

도표 2-5 :: 소화불량 시의 소장의 상태

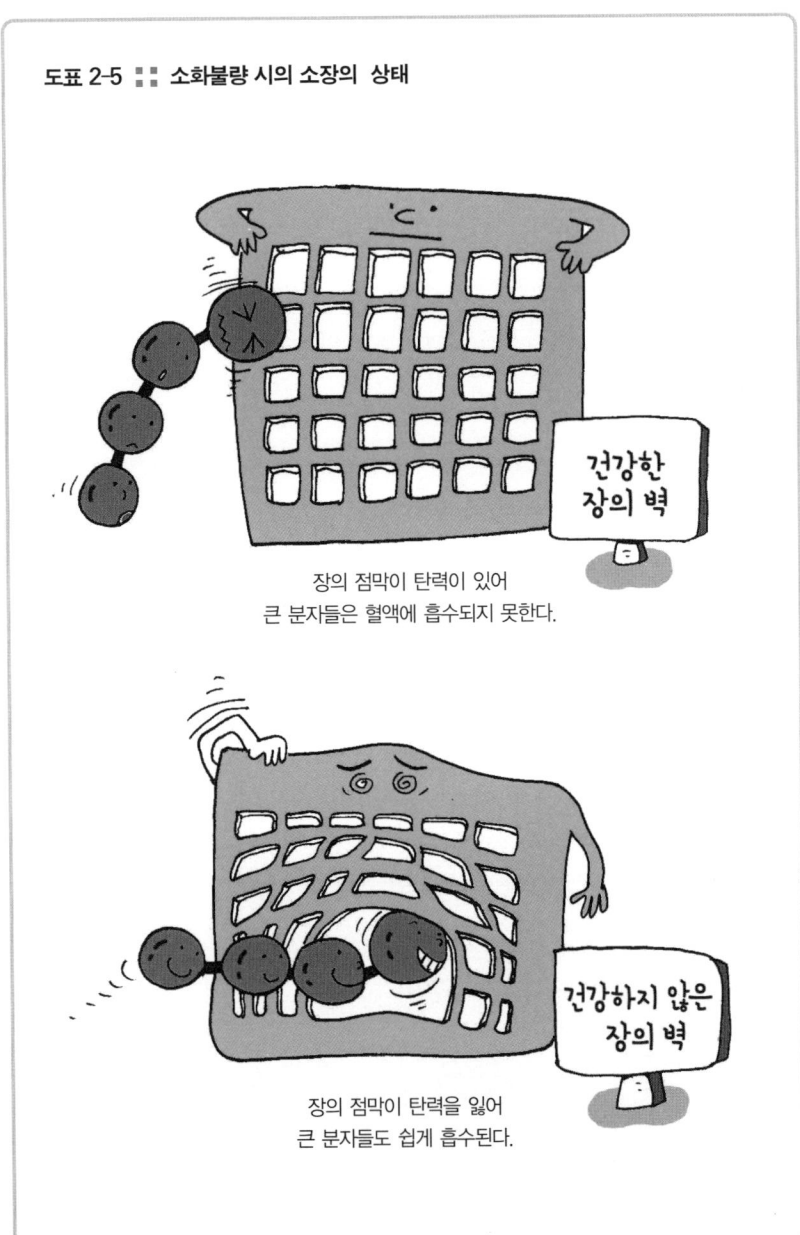

① 가열식만 먹고 생식이 극단적으로 적은 식생활

② 밤 늦게 식사를 하거나 식후에 바로 잠자리에 드는 습관(만성적인 수면 부족의 원인)

③ 매 끼니마다 과식하는 습관

④ 아침에 밥이나 빵, 달걀이나 햄 등 가열한 고형물을 섭취하는 습관

⑤ 고기, 생선, 달걀, 우유 같은 동물성 식품이나 식이섬유가 적은 식품을 과다 섭취하는 습관

⑥ 백설탕(자당)이 들어간 과자류(양과자, 화과자, 스낵, 아이스크림, 초콜릿 등)를 과다 섭취하는 습관

⑦ 장기간의 화학약제를 복용

⑧ 콩 등의 큰 씨앗을 날로 먹는 습관

⑨ 산화한 유지나 트랜스지방산을 사용한 식품을 섭취하고 기타 지방을 과다 섭취하는 습관

⑩ 알코올류의 과잉 섭취와 흡연, 스트레스가 많은 생활

당신은 이 중 몇 가지나 해당되는가? 해당하는 항목이 많을수록 주의가 필요하다.

6부 식사를 해야 하는 이유

소화불량을 일으키지 않으려면 우선 소식하는 습관을 들여야 한다. '배를 8부(80%)만 채우면 의사가 필요 없다'와 같은 속담이 있듯이 선조들은 예부터 과식이 얼마나 건강을 해치는지를 경고해왔다.

나는 8부가 아닌 '6부(60%) 식사'를 권하는데, 그 이유는 '8부 식사'를 처음 제안한 에도시대(1603~1867년) 초기와 지금은 식사 내용이 다르기 때문이다. '국 한 그릇과 나물 한 종류' 혹은 '국 한 그릇과 나물 두 종류'였던 당시의 식탁과 비교하면 지금은 고단백·고칼로리식 위주라 '7부(70%) 식사'도 많아 보일 정도다.

그래서 나는 배를 60%만 채우는 '6부 식사'가 좋다고 생각한다. 남녀노소가 다르고 각자 하는 일도 다르기 때문에 일괄적으로 말하기는 어렵지만, 하루에 필요한 섭취 칼로리는 1250~1650kcal 정도면 충분하다. 이를 우리가 평소 먹는 양으로 환산하면 배를 6부 정도 채우는 양이다.

원래 일본인은 하루에 2끼를 먹었다. 하루 3끼가 일반화된 시기는, 도시에서는 에도시대에 들어와서도 중기 이후였으며, 농촌에서는 메이지 시대(1868~1912년) 이후부터다. 이는 일본만의 특성이 아니라, 유럽이나 아시아 여러 나라에서도 오랫동안 유지해온 식생활이었다.

인간에게는 하루 2끼만 먹는 식습관이 사리에 맞다고 본다. 인류는 탄생한 이래로 몇 만년 동안이나 배고픔과 등을 맞대고 살아왔다. 뒤집어 말하면, 인간은 포식하며 살도록 만들어지지 않았다는 뜻이다. 이 사실은 과학적으로도 증명되었다. 우리 몸에서 혈당치를 올리는 호르몬은 글루카곤(glucagon)[58]과 아드레날린(adrenaline)[59], 당질코르티코이드(glucocorticoid)[60], 성장호르몬 등 몇 종류나 되지만 혈당치를 내리는 호르몬은 인슐린 하나뿐이다. 기아에 대비해 에너지를 확보하는 장치는 몇 겹이나 준비되어 있지만, 포식에 대해서는 겨우 한 종류밖에 준비되어 있지 않다.

1장에서도 소개한 내추럴 하이진에 따르면 아침은 '배설의 시간대'다. 땀, 소변, 변을 통해 몸에 축적된 독소와 노폐물을 배출해서 몸을 정화하는 시간대다. 그 시간에 고형물 위주의 식사를 하면 소화에 시간이 걸리고 몸이 부담을 느낀다. 아침은 굳이 먹지 않아도 되지만 먹더라도 소화가 잘되고 피를 깨끗하게 정화하는 작용을 하는 생채소나 생과일을 먹는 게 좋다.

장의 건강을 지키려면 소식과 효소식이 정말 중요하다.

> 소화불량은 장 건강의 최대 적이다.
> 장을 지키려면
> 효소식 중심의 6부 식사를 하라!

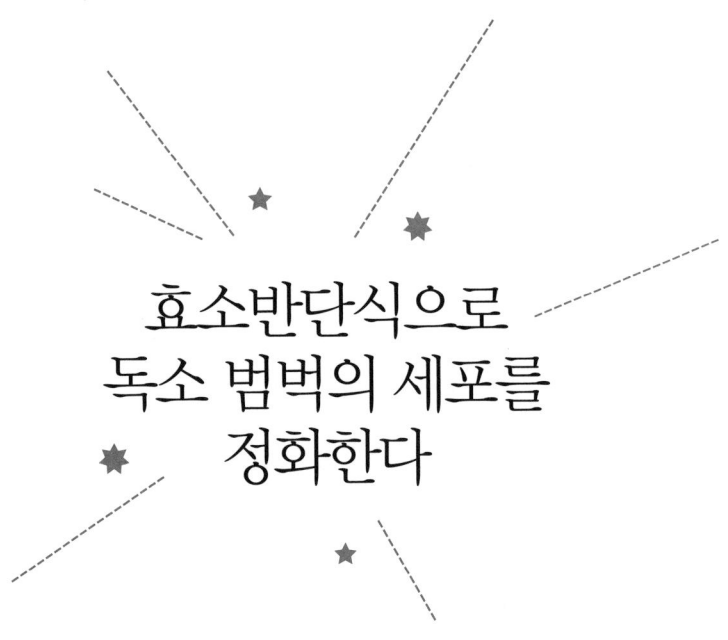

효소반단식으로 독소 범벅의 세포를 정화한다

소식이 좋지만 매일같이 6부 식사를 하는 것은 쉽지 않은 일이다. 가끔은 맛있는 음식을 배터지게 먹고 싶은 것이 사람 마음이다. 6부 식사를 주장하는 나 역시 예외가 아니다.

그런 사람에게는 단식과 효소식을 결합한 효소반단식을 추천한다. 효소반단식은 질병과 노화를 예방하는 효과적인 방법으로, 내 치료의 근간을 이루고 있다.

약도 메스도 없이 '세포 변비'를 해소한다

　단식 하면 아무것도 먹지 않는 것을 말한다. 내가 제창하는 단식은 효소식을 넣은 '반단식'으로, 일반적인 단식과는 내용이 조금 다르다. 아침, 점심, 저녁으로 소량의 채소나 과일을 먹으면서 하기 때문에 몸의 산화를 방지할 수 있고 몸에 무리도 안 간다.

　효소반단식이 우리 몸에 좋은 이유는 장의 오염을 회복하기 때문이다. 현대인은 대부분 장이 심하게 오염돼 있다. 암 · 심장병 · 뇌졸중 · 당뇨병 같은 생활습관병이 급증하고 아토피나 꽃가루알레르기 등의 알레르기 질환이 만연한 모습만 봐도 잘 알 수 있다.

　장의 오염은 혈액을 통해 세포의 오염으로 직결되기 때문에 전신에 있는 100조 개의 세포에는 상당량의 독소가 쌓인다. 세포에 쌓인 독소란 콜레스테롤이나 플라크(plaque), 중성지방, 곰팡이(진균), 병원균, 그리고 백혈구의 사체 등으로 숙변처럼 세포 하나하나에 차 있다. 세포막의 오염도 심각하다. 나는 이 지경이 된 세포를 '세포 변비'라고 부르는데, 독소로 범벅이 된 세포로는 건강을 유지할 수 없다.

　효소반단식은 오염된 세포를 건강한 세포로 되돌리는 유일한 방법이다. 세포의 교체 · 재생 · 해독 · 배설이 원활해지도록 만든다. 그래서 프랑스에서는 효소반단식을 '메스가 필요 없는 수술'이라고 부른다.

효소반단식은 부작용이 없다

　단식을 할 때는 체외에서 에너지가 공급되지 않는다. 절식으로 기아 상태가 되면 에너지원인 혈액 속 포도당(혈당)이 부족해진다. 그러면 간에 비축된 에너지 저장 물질인 글리코겐(동물성 전분 다당류의 일종)이 포스포릴라아제(phosphorylase)[61]라는 효소의 작용으로 분해돼 포도당으로 재생된다. 인체의 에너지원은 당과 지방이고, 뇌의 주된 에너지원은 그중에서도 포도당이다. 뇌를 제외한 장기는 정상 상태에서는 지방산을 주된 에너지원으로 삼는다.

　뇌의 포도당 소비량은 1시간당 4g이다. 간에 비축한 글리코겐이 약 100g이니, 뇌 사용량으로 계산하면 약 25시간을 버틸 수 있는 양이다. 하지만 잔량이 절반 정도로 떨어지면 우리 몸은 당질 이외의 물질을 이용해서 당을 만들려고 한다. 이를 '포도당신생(葡萄糖新生, gluconeogenesis)'이라고 한다. 이 작업은 단식을 한 지 약 반나절 정도 지나면 시작된다. 포도당신생에 쓰이는 물질은 간과 신장, 근육에 있는 아미노산(단백질)이 90%이고, 나머지 10%는 글리세롤이나 락트산(lactic acid)[62], 피루브산(pyruvic acid)[63]이다.

　포도당신생의 능력이 감퇴하기 시작하면 그다음에는 간에서 케톤체(ketone body)[64]를 생산한다. 케톤체란 지방을 분해하는 과정에서 만들어지는 세 가지 물질(아세톤, 아세토아세트산, β-하이드록시부티르산)의 총칭이다. 이들은 포도당이 부족할 때를 대비한 즉효성 에너지로, 포도당 이외에 뇌의 에너지로 쓰이는 유일한 물질이다.

체내의 지방을 연소시킨다고 해서 최근 케톤체를 이용한 다이어트법도 화제가 되고 있다. 하지만 위험성도 있다. 몸이 산성화되고, 구취나 체취가 심해지거나, 권태감이나 뇌 기능 저하가 오기도 한다. 이들 증상을 케톤증(ketosis)[65]이라고 하는데, 심해지면 혼수상태에 빠진다.

하지만 알칼리성 식품이 많은 채소나 과일을 먹는 효소반단식이나 단기간의 단식으로는 케톤증을 걱정할 필요가 없다.

효소반단식으로 얻을 수 있는 10가지 효능

효소반단식으로 얻을 수 있는 효능은 다음과 같다.

① 체내 효소가 온존된다.
② 모든 장기가 휴식을 취할 수 있다.
③ 대장 활동이 정상화된다.
④ 혈액의 질이 향상된다.
⑤ 면역력이 상승한다.
⑥ 세포 변비가 해소됨으로써 독소를 배설하는 효과가 있다.
⑦ 질병이 회복된다.
⑧ 적정 체중을 유지할 수 있다.

⑨ 호흡기관, 순환기관이 개선된다. 특히 코골이는 100% 사라진다.
⑩ 두뇌와 감각이 예민해진다.

> **효소반단식은
> 장의 오염을 해결하는
> 최적의 방법이다.**

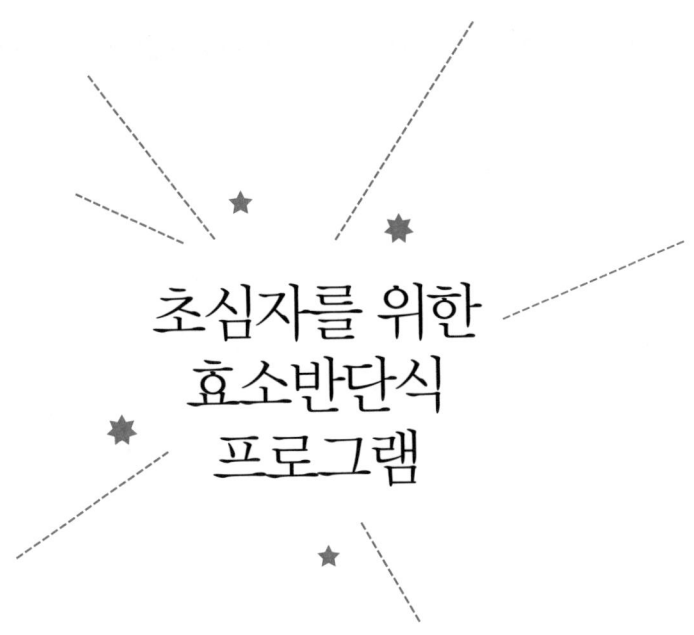

초심자를 위한 효소반단식 프로그램

내가 지도하는 효소반단식에는, 몇 개월에 걸친 장기 프로그램부터 1~3주 동안 하는 중기 프로그램, 1주 이내의 단기 프로그램까지 있다. 장기 프로그램은 암이나 난치병 환자를 대상으로 한 것으로 우메보시와 곱게 간 채소, 과일, 미음 등을 적당히 조합한 코스다. 코스는 그때그때 환자의 컨디션에 맞춰서 제공한다.

효소반단식의 기본

효소반단식의 기본을 간단히 소개하겠다.

이틀까지는 '우메보시+물'만 먹으며 단식한다. 3~4일째는 '곱게 간 채소+우메보시'를, 5~9일째까지는 '과일+곱게 간 채소+우메보시'를 먹으며 단식한다.

우메보시는 매실을 말려서 차조기잎을 넣고 소금에 절인 장아찌로, 단쇄지방산을 만들 뿐만 아니라 항균력까지 갖춘 뛰어난 식품이다. 곱게 간 채소는 효소력이 강력한 데다 저칼로리이고 수분이 풍부하다는 장점이 있다. 과일도 수분과 영양 면에서 매우 뛰어나다. 이처럼 소량이나마 효소식을 접목한 단식 프로그램이라서 몸에는 정말 편안하다.

그러나 중기, 장기 프로그램을 하다 보면 호전반응이 나타나기도 한다(드물게는 단기에서도 나온다). 호전반응이란 독이 빠지면서 질 좋은 세포로 다시 태어나는 과정에서 생기는 부차적인 효과로, 일시적으로 보이는 증상의 악화다. 효소반단식으로 세포가 교체되면서 붕괴한 세포의 물질이 혈액으로 흘러들어가고, 다시 간에서 소장의 회장으로 흘러들면서 발생한다. 또 신진대사 과정에서 염증이 일어나기도 한다. 두통, 어깨 결림, 요통, 구역질, 구토, 현기증 등도 호전반응의 증상이다. 세포 변비가 많은 사람일수록 반응이 강하게 나타난다. 두통으로 괴로울 때는 족욕이나 반신욕이 효과적이니 시도해보기 바란다(4장의 '족욕법' 참조). 호전반응은 효소반단식을 계속하는 동안 서서히 누그러진다.

효소반단식 초보 코스

여기서는 효소반단식 초심자를 위한 반나절 코스와 하루 코스를 소개하겠다. 지극히 초보적인 코스라 의사의 확인이나 지도도 필요 없다(중장기 단식을 할 때는 반드시 효소반단식에 해박한 의사와 지속적으로 상담해야 한다).

다만 두 가지 주의점이 있다. 첫째는 미네랄워터 같은 양질의 수분을 충분히 섭취하는 것이다. 그래야 대사가 좋아지면서 체내 독소가 땀과 소변, 변의 형태로 배설되기 쉬워진다. 두 번째 주의점은 단식 전과 단식 후에는 식사량을 줄이고, 효소가 많은 생채소나 생과일을 중심으로 먹는 것이다. 곱게 간 채소처럼 위장에 부담을 주지 않는 메뉴가 좋다. 절대 고형식을 폭식해서는 안 된다.

효소반단식의 구체적인 방법은 다음과 같다.

■ 반나절 코스

아침식사 한 끼만 거르는 초단기 단식으로 전날 저녁 7~8시 이전에 식사를 마친 뒤 다음날 점심까지 식사를 하지 않는다. 저녁 8시 이후부터 다음날 점심 전에는 물만 마신다. 16~17시간의 단식이지만 위장이 쉬게 되어 소화효소의 소비가 억제된다.

반나절 단식은 언제 시작해야 한다는 기준이 없다. 몸의 컨디션이 좋지 않거나 내장이 조금 무겁다는 느낌이 드는 등 컨디션이 신경 쓰일 때 바로 실행하면 된다. 단식 후에는 몸이 개운해진다.

■ 하루 코스

몸의 에너지가 되고 피로 회복에도 좋은 구연산이 풍부한 우메보시를 매 끼니마다 한 개씩 먹는다.

아침에는 아마인유('아마'라는 식물의 씨에서 추출한 기름)를 큰술로 한 순가락 먹고, 밤에는 곱게 간 무(5cm 분량)에 오이와 셀러리를 하나씩 먹는다. 소금이나 미소된장을 찍어 먹어도 된다. 24시간의 단식으로 피곤한 위장에 휴식을 주고 체내의 독소도 말끔히 배출시킬 수 있다.

하루 코스의 효소반단식은 한 달에 1~2회 정도 실시하면 된다. 주말을 효소반단식으로 보내면 심신이 재정비돼서 기분까지 가뿐해진다.

■ 이틀 코스

컨디션이 괜찮다면 이틀 코스에 도전해도 좋다. 기본은 하루 코스와 같지만, 한 끼 정도는 곱게 간 채소(무 5cm 분량, 생강 3cm 분량, 당근 3분의 1개 분량 등을 상황에 맞춰서)에 드레싱(간장 조금, 흑초 조금, 아마인유 1큰술, 나한과[66] 과립 1작은술)을 뿌려 먹거나, 바나나 1개나 사과 반 개처럼 과일 1종류를 추가해서 먹어도 좋다.

정기적으로 효소반단식을 하면 체중 조절이나 순환기관의 개선에

도표 2-6 :: 효소반단식을 하자!

양질의 물을 충분히 섭취한다.
단식 전과 후에는 식사량을 줄이고 생채소나 생과일을 먹는다.

기본코스
처음 이틀 : 우메보시 + 물
3~4일째 : 곱게 간 채소 + 우메보시
5~9일째 : 생과일 + 곱게 간 채소 + 우메보시

반나절 코스
전날 저녁 8시 이전에 식사를 마친다.
다음날 점심까지 물 외에는 아무것도 먹지 않는다.

하루 코스
아침 : 우메보시 1개 + 아마인유 1큰술
점심 : 우메보시 1개
저녁 : 우메보시 1개 + 곱게 간 무(5cm 길이 분량)

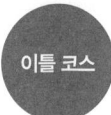

이틀 코스
'하루 코스'에서 한 끼만 변형한다.
즉 한 끼 정도는 곱게 간 채소에 드레싱을 뿌려 먹거나 과일 한 종류를 추가해서 먹는다.

큰 효과를 볼 수 있다. 모두가 꼭 실행했으면 하는 건강 습관이다.

　단, 다이어트를 한답시고 무리하는 것은 절대 금물이다. 효소반단식은 몸의 상태를 보아 가며 신중하게 하는 것이 중요하다.

> 반나절 혹은 하루 동안의
> 효소반단식으로 몸이 정화된다!

제3장

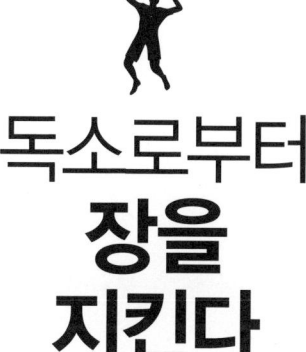

독소로부터
장을
지킨다

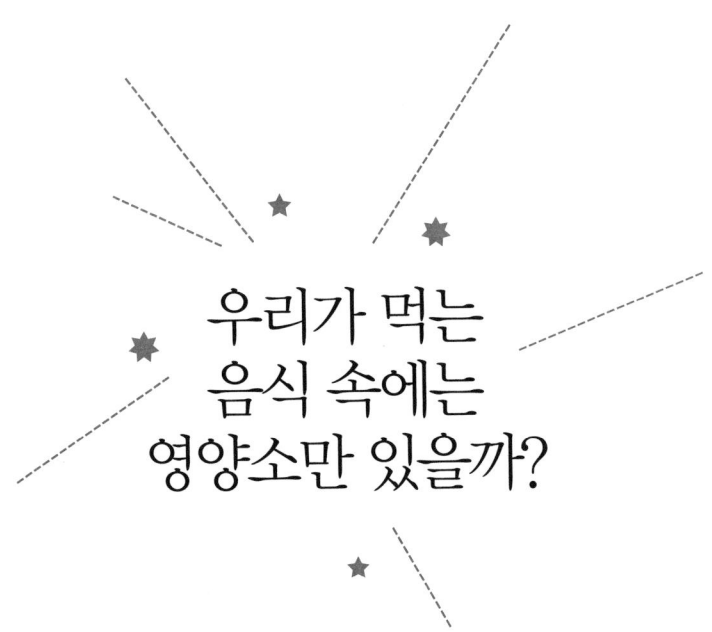

우리가 먹는 음식 속에는 영양소만 있을까?

우리는 왜 음식을 먹을까?

"정답 따위가 있을 리 있나, 먹고 싶으니까 먹는 거지"라고 단정하는 사람도 있겠지만, 답은 있다. 바로 '에너지를 얻어 활동하기 위해서'다. 섭취한 영양을 에너지로 변환해 활동하는 데 쓰는 것은 번식을 통한 종족 보존을 위해 인류가 수십만 년간 지속해온 생명활동이다.

아득히 먼 옛날에 인류는 필요한 먹을거리 외에는 입에 대지 않았고 영양을 넘치게 섭취하지도 않았다. 하지만 도구를 발명하고 불을 자유로

이 다루게 되면서 고기와 채소는 물론이고 어패류, 곡류, 해조류, 버섯까지 먹을 수 있는 것은 다 먹고 있다. 인간만큼 탐욕스러운 잡식동물은 지구상에 또 없으리라.

그렇게 얻은 영양이 인류를 진보시켜왔다는 점은 틀림없는 사실이지만 인류의 문명과 함께 먹을거리가 진보하면서 질병 또한 서서히 늘어났다. 그 예로 현대 일본을 들여다보자.

일본은 천 년, 이천 년 동안 거의 변하지 않았던 먹을거리와 식습관이 1945년 제2차 세계대전 종전을 기점으로 빠르게 변해왔다. 서양문화의 유입과 경제 부흥이 한몫을 했다. 가장 대표적인 변화가 고기 섭취량의 증가다. 1970년대 초에는 햄버거, 프라이드치킨, 피자, 아이스크림 등의 패스트푸드 체인점이 일본 안으로 밀려들어오면서 식습관 변화에 가속도가 붙기 시작했다.

같은 무렵 미국에서는 심장병, 암, 뇌경색, 당뇨병 같은 생활습관병이 급증해 국민의료비가 국가재정을 압박하고 있었다. 미국 정부는 국민건강을 개선하기 위해 '먹을거리 문제의 조사 연구'에 뛰어들었고, 그 노력은 1977년에 〈맥거번 리포트(McGovern report)〉라는 5000쪽 분량의 방대한 리포트를 낳았다. 〈맥거번 리포트〉의 결론은 이러하다.

'암, 심장병 같은 만성 질환은 육식 중심의 잘못된 식생활이 낳은 식원병(食原病)이므로 약으로는 낫지 않는다. 질병에서 벗어나려면 당장 식생활을 개선해야 한다.'

이 〈맥거번 리포트〉를 계기로 미국의 건강 정책은 크게 바뀌었다.

미국이 먹을거리 개혁을 시작한 그 시점에 정작 일본에서는 먹을거리의 붕괴가 빠르게 시작되고 있었으니, 참으로 얄궂은 일이 아닌가.

우리가 매일 먹는 식품첨가물

암, 당뇨병이라는 2대 국민병을 필두로 현재 일본 내 질병의 참상은 아주 심각하다. 그 근본 원인은 먹을거리를 둘러싼 환경의 변화에 있다.

가장 큰 변화는 '대량 생산'이다. 자연에서는 불가능할 정도로 먹을거리가 대량 생산되고 있다. 문제는 대량 생산을 지탱하는 주축이 가공과 보존을 위해 쓰이는 '식품첨가물'과 채소와 과일의 재배에 사용되는 '농약'이라는 점이다. 이 물질들은 체내 효소를 대량으로 낭비시키는 주범이자 우리 몸에 독으로 작용한다.

식품첨가물은 가공식품을 만들 때 넣는 감미료, 조미료, 착색료, 보존료, 산화 방지제, 표백제 등을 말한다. 주로 싼 재료의 성질을 개량하거나 보강해서 색채와 향, 맛을 조절하는 용도로 쓰인다. 현재 사용이 허가된 첨가물은 800여 종이나 된다. 그중에는 식중독의 위험성 때문에 부패 방지 목적으로 꼭 넣어야만 하는 첨가물도 있지만 발암의 위험성이 우려되는 것도 많다.

예를 들어 햄과 소시지 같은 축산물 가공식품, 어묵 등의 수산물 가공식품 등에 쓰이는 착색료 중에 '꼭두서니 색소[67]'가 있다. 이 색소는

2004년에 발암성을 이유로 사용이 금지되었지만 그전까지는 줄곧 안전한 줄 알고 사용해왔다. 사용 금지 이전에 식품을 통해 꼭두서니 색소를 섭취한 사람들은 어쩌란 말인가! 상상만으로도 무섭다. 동물 실험으로 안전성이 검증된 첨가물 역시 과잉 사용으로 우리의 건강을 좀먹고 있다는 데는 의심의 여지가 없다.

현재 시판되는 식품 중에는 첨가물이 들어가지 않은 식품을 찾기가 힘들다. 식탁에 올라오는 음식은 식품이 아닌 첨가물이라 해도 무리가 없을 정도다. 요주의 첨가물을 보면, 항곰팡이제인 오르토페닐 페놀과 디페놀, 발색제인 아질산나트륨과 질산나트륨, 표백제인 아황산나트륨과 차아황산나트륨, 보존료인 소르빈산과 벤조산나트륨, 착색료인 타르색소, 산화 방지제인 에리소르빈산나트륨, 보수성 증강제인 폴리인산나트륨, 조미료인 5'-구아닐산이나트륨, 이스트 푸드[68]인 브로민산칼륨 등이 있다(156~157쪽 도표 참조). 상품의 성분표시 라벨을 잘 살펴서 이 성분들이 들어 있는 식품에는 손을 대지 않는 편이 현명하다.

꿀벌이 사라질 만큼 독한 농약의 독성

먹을거리 환경의 변화 중 그다음으로 주목할 것은 '농약'이다. 농약과 관련해서는, 1962년에 미국에서 출판된 레이첼 카슨의 《침묵의 봄(Silent Spring)》을 통해 위험성이 알려졌다. 레이첼 카슨은 DDT, BHC,

도표 3-1 :: 요주의 식품첨가물

종류	이름	특징
항곰팡이제	오르토페닐 페놀 (orthophenyl phenol)	약칭 OPP. 주로 감귤류의 '수확 후 농약 처리(post-harvest)' 과정에 사용되며 비페닐(biphenyl), 티아벤다졸(thiabendazole, TBZ)과 함께 쓰인다.
발색제	아질산나트륨 (sodium nitrite)	햄, 소시지 등 육식 가공품의 고기의 발색제로 사용한다. 식품의 색을 선홍빛으로 유지해주고 미생물 번식을 억제하며 맛도 부드럽게 해주지만, 강력한 발암물질로 알려져 있다.
	질산나트륨 (sodium nitrate)	나트륨 이온과 질산 이온의 결합으로 형성된 흰색의 결정이다. 천연 질산나트륨은 주로 비료로 쓰이며, 합성 질산나트륨은 유리의 소포제(消泡劑), 열 처리제, 화약의 제조, 녹는점 강하제, 식품의 발색제, 의약품의 합성 등으로 쓰인다. 아질산나트륨, 질산칼륨(KNO₃)과 함께 소시지·햄 등의 육류 가공품의 발색제로도 사용된다. 많이 먹으면 구토, 발한, 호흡 곤란, 무기력 등을 유발한다.
표백제	아황산나트륨 (sodium sulfite)	탄산나트륨 또는 수산화나트륨을 물에 녹여서 이산화황과 중화시켜 얻는 무색의 결정 물질. 환원제, 염색 공업, 사진 현상 따위에 쓴다. 식품에서는 산화방지제, 표백제, 방부제로 쓰인다. 과량 섭취 시 복통, 두통, 점막 자극, 기관지염을 일으킬 수 있으며 천식 등의 알레르기 반응을 일으키기도 한다.
	차아황산나트륨 (sodium hydrosulfite)	식품 가공 과정에서 일반 색소와 발색성 물질을 무색의 화합물로 변화시키고 식품의 보존 중 일어나는 갈변, 착색 등의 변화를 억제하기 위하여 사용된다. 보존료, 항산화제, 갈변 방지제, 표백제 등으로 사용된다.
보존료	소르빈산 (sorbic acid)	치즈, 식육 가공품, 잼류 등에 보존료로 사용된다. 소르빈산 자체는 인체에 해가 없으나, 장내 유익균의 생육을 억제함으로써 장내 플로라를 교란하여 장기적으로 해를 끼친다.
	벤조산나트륨 (sodium benzoate)	안식향산나트륨. 탄산 및 비탄산음료, 잼, 마가린 등에 보존료로 사용된다. 비타민C와 혼합될 시 발암물질인 벤젠이 검출된다는 보고가 있으며, 퇴행성 질환과 노화를 촉진한다는 연구 결과도 있다.
착색료	타르 색소 (tar color)	석탄 타르(coal tar)에서 얻은 방향족 탄화수소를 원료로 합성에 의하여 제조되는 대표적인 착색료다. 독성이 강한 것들이 많으며, 수용성 산성 타르계 색소는 현재 식품에 일부 사용이 허용되고 있다. 한국에서는 식용 색소 적색 제2호·제3호·제40호·제102호, 식용 색소

종류	이름	특징
		황색 제4호·제5호, 식용 색소 녹색 제3호, 식용 색소 청색 제1호·제2호 등 9품목만이 사용 가능하다. 과다 섭취 시 알레르기와 천식 등을 일으키며, 최근에는 암 유발 가능성도 제기되었다.
산화 방지제	에리소르빈산나트륨 (sodium erythorbate)	식품이 변질되는 것을 방지하기 위하여 산화방지제로 사용된다. 또 채소류 및 과일류의 향미 유지 및 갈변 방지, 맥주의 혼탁 및 갈색화 방지, 육류 및 어류 등에 발색 보조제로 사용된다. 과다 섭취 시 염색체에 이상을 일으키거나 몸의 면역 기능을 떨어뜨린다.
보수성 증강제	폴리인산나트륨 (sodium polyphosphate)	무색 혹은 백색의 유리 모양의 덩어리나 백색의 분말로 된 폴리인산염류 품질 개량제다. 햄·소시지 등 육류 제품의 보수성 증강제, 치즈 등 유제품의 용융 분산제로 사용한다. 동물 실험 결과 신장결석의 원인이 될 수 있다는 보고가 있다.
조미료	5'-구아닐산이나트륨 (disodium 5'-guanylate)	식품첨가제면서 글루탐산과 함께 사용된다. 정미료의 일종으로 핵산계 조미료다. 간장, 식초, 어육 연제품, 통조림 식품 등에 쓰인다.
이스트 푸드	브로민산칼륨 (potassium bromate, 취소산칼륨)	수산화칼륨 수용액에 브로민을 작용시켜 브로민화칼륨과 함께 얻는 흰색 결정 물질이다. 빵 등의 개량제로 쓰이나 동물 실험 결과 발암성이 있다고 보고되었다.

디엘드린(dieldrin) 등 유기염소계 농약이 얼마나 위험한지를 알리면서 "이들 농약이 새소리도, 꿀벌의 날갯짓 소리도 들리지 않는 침묵의 봄을 만든다"고 경고했다.

이를 계기로 잔류성이 높은 유기염소계 농약이 환경오염과 먹이연쇄에 의한 생물 농축(생물에 축적되기 쉬운 물질이 상위 포식자에 집중되는 현상. 최종 포식자는 인간)을 유발한다는 사실과 그에 따른 만성 독성의 문제점 등이 전 세계에 알려지면서 세계 각국에서는 유기염소계 농약의 사용을 규제하기 시작했다. 일본 역시 1970년대에 유기염소계 농약의 사용을 금지했다.

그후에 저독성(低毒性) 유기인계 농약이 보급되었는데, 이 역시 신경 독성이 지적되었다. 그래서 개발된 것이 네오니코티노이드(neonicotinoid)계 농약이다. 니코티노이드란 담뱃잎에 함유된 알칼로이드(alkaloid)[69]를 가리키는데, 인간 등의 포유류에게는 비교적 독성이 낮다고 해서 주목을 모으더니 눈 깜짝할 사이에 세계에서 가장 많이 사용되기에 이르렀다. 하지만 네오니코티노이드 역시 엄청난 독성물질이었다. 특히 꿀벌에게 큰 타격을 주었다.

2005년에 일본 이와테현(岩手県)에서는 꿀벌이 원인 불명으로 대량 실종되는 '벌집군집붕괴현상(CCD)'이 출현하여 무려 꿀벌의 80%가 죽었다. 꿀벌이 전멸하는 피해는 홋카이도(北海道), 가나가와(神奈川), 나가사키(長崎) 등 전국으로 퍼졌다. 피해를 입은 양봉가의 말이 당시의 절박한 상황을 단적으로 드러낸다.

"지금까지의 농약이 수류탄이었다면, 이번에 새로 나온 농약은 핵폭탄이다."

한마디로 네오니코티노이드는 생물의 신경회로를 차단하는 신경독이다. 이 농약의 영향으로 꿀벌은 방향감각과 운동감각을 잃고 뇌가 손상돼 죽었다. 네오니코티노이드가 꿀벌의 귀소 본능을 교란했기 때문이다. 지금까지의 농약은 살포한 곳에서 100m 이내로만 접근하지 않으면 안전했지만 네오니코티노이드는 색도 냄새도 없이 마치 보이지 않는 안개처럼 퍼져나가 반경 4km 이상을 오염시켰다.

위험성은 또 있었다. 네오니코티노이드는 수용성이기 때문에 토양을 깊이 오염시키고, 축적되면 식물 깊숙이 남는다. 당연히 식품의 영양가도 줄어들었다.

꿀벌의 집단 폐사는 꿀벌의 죽음만으로 끝나지 않고 생태계에 큰 변화를 가져오는 중대한 사건이다. 꿀벌은 꽃가루를 매개로 꿀을 모으는데, 그 과정에서 식물의 수분에 관여한다. 그러한 꿀벌이 집단 폐사를 했으니 농작물 생산에 큰 타격을 줄 수밖에 없다. 유엔식량농업기구(FAO)에 따르면, 전 세계 식량 작물 가운데 63%가 꿀벌의 꽃가루받이에 의해 열매를 맺는다. 특히 아몬드는 꿀벌 없이는 농사 자체가 불가능하고 사과와 블루베리도 꿀벌 의존도가 90%에 이른다. 꿀벌의 죽음은 곧 식물의 죽음을 의미한다.

꿀벌의 집단 폐사는 전 세계에서 관찰되고 있다. 미국에서는 전체의 4분의 1인 240억 마리 이상의 꿀벌이 홀연히 모습을 감췄다. 결국 미국은 네오니코티노이드의 사용을 대폭 줄였다. 프랑스의 최고재판소 역시 네오니코티노이드계 농약이 벌집군집붕괴현상(CCD)의 원인이라고 단정하고 판매 금지 판정을 내렸다. 덴마크, 독일, 이탈리아, 스웨덴, 스페인도 뒤를 따랐다. 그리고 마침내 2013년 5월, EU(유럽연합)는 이 농약을 한시적으로(2013년 12월 1일~2015년 11월 30일) 전면 사용을 금지하기로 결정했다[70].

하지만 일본은 이 농약에 대해 아무런 조치도 취하지 않고 있다. 게다가 이 농약의 잔류 허용 기준이 관대하다. 이대로 가다가는 일본의 논과

밭에서는 개똥벌레도 메뚜기도 나비도 고추잠자리도 미꾸라지도 우렁이도 모두 사라질지 모른다. 걱정되는 점은 네오니코티노이드계 농약이 곤충뿐만 아니라 식물과 동물, 그리고 사람에게도 영향을 미칠 수 있다는 사실이다. 사람이든 곤충이든 신경계의 기본 구조는 같기 때문에 사람의 뇌에 미치는 영향, 특히 태아와 유아처럼 취약한 발달뇌에 미치는 영향이 우려된다.

일본은 진정한 농약대국으로, 전 세계 농약 생산량의 무려 32%가 살포되고 있다. 300평당으로 계산하면 미국의 9배나 되는 양이다. 일본에서 나는 채소의 영양가는 지난 50년 동안 거의 반 이하로 줄었다. 도표 3-2는 일본의 농업이 제2차 세계대전 이후에 농약을 얼마나 함부로 사용해왔는지를 알려준다.

농약의 대량 사용으로 토양도 황폐해졌다. 흙을 재생시키는 일 또한 농업에만 국한되지 않은, 앞으로 일본이 해결해야 할 커다란 과제다. 몇몇 기업에서 미생물을 이용해 토양을 되살리는 활동을 하고 있는데 앞으로의 농업, 넓게는 미래 일본의 모습을 떠올리면서 이 같은 운동을 확산시켜나가야 한다.

잔류농약 투성이 수입 농산물

중국을 비롯한 다른 나라에서 독으로 범벅이 된 식품이 자꾸자꾸 들

도표 3-2 :: 농약 사용으로 채소의 영양가가 급감하고 있다

영양소	채소	1950년	1963년	1980년	2005년
비타민C	시금치	150	100▼	65▼	35▼
	콜리플라워	80	50▼	65	81
	소송채	90	90	75▼	39▼
	쑥갓	50	50	21▼	19▼
철분	시금치	13.3	3.3▼	3.7	2.0▼
	부추	19.0	2.1▼	0.6▼	0.7▼
	쑥갓	9.0	3.5▼	1.0▼	1.7▼
	쪽파	17.0	1.2▼	0.5▼	0.4▼
칼슘	일본호박	44	44	17▼	20▼
	서양호박	56	56	24▼	15▼
	미나리	86	86	33▼	34▼
	산파	85	85	120	20▼

비타민·미네랄의 양과 효소의 양은 상관관계에 있다. 비타민·미네랄이 줄어들면 효소도 줄어든다는 뜻이다.
* 《일본 식품표준성분표》에서 인용
* 일본의 생산지 7개소의 평균치(100g당 함유량, 단위는 ㎎)

어오는 것도 큰 문제다.

농약 문제의 연장선상에서 보면, 외국에서 수입되는 곡물·채소·과일에는 해충과 곰팡이가 생기는 것을 방지하기 위해 방부·방충제를 살포한다. 이를 '수확 후 농약 처리'라고 말한다. 그렇기에 수확 전에 농약이 살포되는 국산품에 비해 수입 농산물은 단위 자체가 다를 정도로 농약의 잔류량이 많다.

공교롭게도 2013년 현재 환태평양경제동반자협정(TPP)[71] 문제로 시끄럽다. 만약 일본이 그 협정에 참가한다면 대량의 식료품이 외국에서

흘러들어올 것이 분명하다. 그러면 소비자는 상품의 가격이 하락해 경제적으로는 혜택을 보겠지만, 영양 섭취와 건강면에서도 과연 혜택을 볼지는 의문이다.

입에 단 음식이 몸에는 나쁘다

그렇다고 해서 이 모든 상황을 떨쳐내고 옛날로 돌아가는 일은 불가능하다. 오해를 무릅쓰고 말하면, 싸면서도 보기 좋고 안전하기까지 한 식품을 원하는 소비자들의 요구도 먹을거리 환경을 악화시키는 데 한몫을 한다.

맛 좋고 모양까지 보기 좋은 것을 원하는 까다로운 소비자의 입맛을 맞추려다 보니 생산자들은 보존료나 살균제를 비롯해 착색료·발색제를 쓰고, 기생충이나 병원균의 해를 방지하기 위해 농약을 뿌리고, 생산 효율을 높이기 위해 성장호르몬을 쓰고 있다. 소비자가 원하는 식품을 시장에 내놓으려면 화학물질의 양을 늘릴 수밖에 없는 것이다. 농약이나 첨가물, 유해물질을 사용하지 않은 순수 자연식품은 극히 일부 사람들 사이에서만 유통된다.

건강보다 입맛을 충족시키는 음식에 길들여진 것도 문제다. '인간은 왜 먹는가?'라는 질문에 "맛있는 음식을 먹는 즐거움을 느끼기 위해서"라고 답하는 사람들에게 맛있는 음식을 먹지 말라고 강요할 수는 없는 노릇이다. 미식은 살아 있는 기쁨을 안겨주는 중요한 요소 중 하나이기 때문이다. 다만 '입에 단 음식은 몸에 나쁘다'라는 명제가 사실임은 알고 있어야 한다.

맛있는 음식은 대개 기름지고 단백질이 많다. 고기를 구워 단백질이 변화한 이노신산(inosinic acid)은 최고의 감칠맛 성분이다. 생선회에서는 기름기가 많은 참치의 대뱃살이 가장 맛있다. 설탕이 듬뿍 들어간 달콤한 음식도 맛있다. 우유나 유제품도 맛이 좋다. 하지만 이들 식품을 많이 먹으면 반드시 몸이 해를 입는다. 소나 돼지 같은 동물의 고기는 일주일에 2~3회 정도 섭취하는 것이 적당하다.

비만아들이 좋아하는 피자, 햄버거, 만두, 돈가스, 치킨, 오므라이스, 카레라이스, 샌드위치, 라면, 스파게티, 달걀프라이 등은 소아생활습관병을 유발하기 쉬운 음식들이다. 하나같이 단백질이 많고 기름진 음식들로 우리 몸에 들어가면 혈액을 오염시켜 질병을 만든다.

이들을 모조리 식탁에서 추방할 수 없다면 대안을 생각해야 한다. 가장 좋은 대안은 참깨·고추 등의 향신료, 표고버섯 등의 버섯류, 현미 등의 곡류, 해조류, 콩류, 채소, 어패류, 감자를 골고루 섭취하는 것이다.

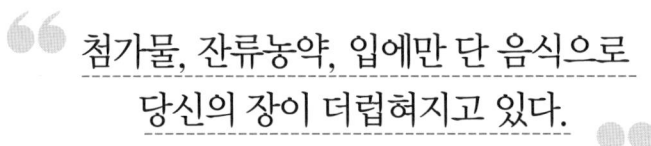

첨가물, 잔류농약, 입에만 단 음식으로 당신의 장이 더럽혀지고 있다.

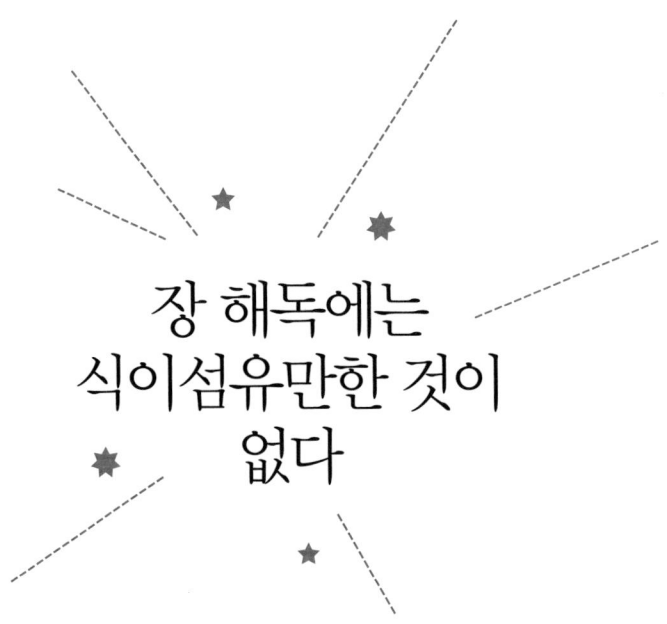

장 해독에는 식이섬유만한 것이 없다

 우리가 매일같이 섭취하는 식품첨가물, 잔류농약은 몸속에서 독으로 작용해 결국 건강을 망친다. 그렇게 극단적인 상황을 맞지 않으려면 그 물질들을 배출하는 방법을 찾아야 한다.
 디톡스(detox)는 풀이하면 '해독' 혹은 '정화'로, 체내의 유독물과 노폐물을 배출하는 작용을 말한다. 디톡스에서는 독소 흡착이 매우 중요하다. 장에서 식품첨가물 등의 유해 독소나 세균을 흡착해 변과 함께 배설하는 작업이 철저히 이루어지면 우리 몸은 질병에 걸리지 않는다. 유해물질을 흡착해서 내다버리는 힘이 강하느냐 약하느냐가 인체를 건강하게 유지하느냐 병에 걸리느냐를 결정짓는 갈림길이다.

독소를 흡착하는 식이섬유의 힘

독소 흡착에 가장 유용한 것이 '식이섬유'다. 2장에서 식이섬유가 장내 세균의 먹이가 돼서 단쇄지방산을 만든다는 이야기를 했었다. 그때 식이섬유의 작용 중 하나로 독소 흡착을 언급했는데, 여기서 자세히 설명하고자 한다.

쌀·감자류에 들어 있는 셀룰로오스, 사과·귤에 들어 있는 펙틴, 곤약에 들어 있는 글루코만난, 미역·다시마 같은 해조류에 함유된 알긴산·후코이단 등의 식이섬유는 인간의 장에서는 소화도 분해도 안 되기 때문에 한때 무용지물 취급을 받았다. 하지만 옛날 사람들은 이 성분들이 우리 몸에서 어떤 역할을 하는지를 알고 있었던 것 같다. 일본에는 '곤약이 장속의 모래를 씻어낸다'라는 말이 있는데 이는 디톡스, 즉 '해독'을 의미한다. 옛날 사람들은 과학적인 데이터가 없어도 경험으로 해독에 관해 알고 있었던 것이다.

우리가 섭취한 음식물도 독이 될 수 있다. 예를 들어 단백질은 위와 장에서 소화돼 아미노산의 형태로 체내에 흡수된다. 그러나 흡수되지 못한 단백질이나 아미노산은 장내 세균 중 유해균에 의해 아민, 암모니아,

황화수소, 페놀, 인돌 같은 부패 산물과 세균 독소, 발암물질로 변화한다. 이것들이 질소 잔류물이다.

질소 잔류물이 몸에 흡수되면 당장은 몸에 영향을 주지 않아도 서서히 간과 심장, 신장, 뇌 등에 부담을 주다가 마침내는 질병의 형태로 몸에 장애를 일으킨다. 이것이 고단백에 편중된 식사가 몸에 좋지 않다고 하는 이유다.

일례로 부패 산물인 암모니아는 원래 간에서 해독되어 요소(尿素)가 되는데, 간 기능이 저하되면 제대로 해독되지 않는다. 그러면 암모니아의 혈중 농도가 높아져서 뇌 장애를 일으키는 한 원인이 된다. 마찬가지로 부패 산물인 아민 역시 다양한 종류가 있으며, 미량으로도 인체에 유해한 작용을 한다. 이것이 2장의 〈상상했던 것 이상으로 소화불량은 무섭다〉에서 설명한 '부패 현상 때문에 생기는 해악'이다.

식이섬유는 이처럼 장에서 생겨난 유해물질의 해악을 제거해준다. 다음의 4가지 작용을 통해서다.

- 소화물이 장을 빨리 통과하게 한다.
- 장벽을 자극해서 연동운동을 촉진, 배변을 유도한다.
- 유해물질을 희석한다: 식이섬유에는 수분을 비축하는 성질이 있는데, 수분으로 인해 장속 유해물질이 희석된다.
- 유해물질을 흡착해서 체외로 배출한다: 장속에 남아도는 콜레스테롤, 지방, 당, 음식물의 잔류농약, 다이옥신 등 발암성이 있는 합성

화학물질, 질소 잔류물 등을 끌어안고서 변과 함께 배출된다.

생식 60%, 가열식 40%가 이상적인 식사

식이섬유를 섭취하는 방법 중에서 추천하고 싶은 것은 효소를 섭취할 수 있는 생식이다. 식사의 전량을 생식하라는 게 아니다. '효소를 함유한 생식 60%, 가열 조리한 요리 40%'나 '효소를 함유한 생식 50%, 가열 조리한 요리 50%'의 비율이 이상적이다. 그 이유는 아미노산이나 비타민B군처럼, 채소나 과일을 날로 먹는 것만으로는 아무래도 부족한 영양소가 생기기 때문이다. 영양이 한 쪽으로 치우치지 않게 하려면 식사의 약 20%는 육류나 어패류 등의 동물성 식품을 함께 먹는 것이 좋다.

가열하면 영양가가 더 높아지는 식품도 있다. 무와 표고버섯은 날로 먹기보다는 말렸을 때 식이섬유도 미네랄도 풍부해진다. 당근은 볶거나 삶으면 영양 흡수가 더 잘된다. 채소는 세포가 파괴돼 영양을 흡수하기도 쉽고 소화도 잘된다. 물론 효소는 잃지만, 생채소와 함께 먹으면 영양과 소화라는 두 마리 토끼를 모두 잡을 수 있다. 익힌 채소를 먹으면 식이섬유도 풍부하게 섭취할 수 있다.

식이섬유가 풍부한 식사로는 조림을 추천한다. 우엉, 죽순, 표고버섯 등을 넣은 닭고기채소조림, 콩이나 당근을 넣은 마른톳조림 등은 식이섬유의 보물창고다. 식이섬유가 많은 채소는 날로 먹으면 효소와 비타민, 피토케미컬을 풍부하게 섭취할 수도 있어서 정말 좋은데, 필요량을 채우기가 쉽지 않다. 효소나 비타민C 등은 소실되겠지만 식이섬유의 필요량을 섭취하는 최고의 방법은 조림밖에 없다. 밥에도 현미나 배아미, 잡곡을 섞으면 식이섬유를 다량 섭취할 수 있다.

하루에 섭취할 채소의 양은 400~500g 이상이다. 반 이상은 날로 먹고 나머지는 익혀서 먹자.

해독을 돕는 채소들

수은·납 같은 유해 미네랄의 대부분은 생선이나 채소 같은 식품을 매개로 체내에 유입되기 때문에 되도록이면 무농약으로 유기 재배된 식품을 선택하는 것이 좋다. 무농약 채소를 구하기 어려우면 흐르는 물에 잘만 씻어도 농약은 어느 정도 제거된다. 고기나 채소는 뜨거운 물에 살짝 데치면 유해성분이 씻겨나간다. 이런 작은 노력이 우리 몸을 지켜준다.

요리에 흔히 들어가는 파·마늘·생강·고추냉이 같은 양념이나 음식에 곁들이는 곱게 간 무에는 유해성분을 제거하는 작용이 있다. 요리의 맛까지 좋아지니 듬뿍 집어넣으면 독소 배출에 효과적이다.

마늘의 경우, 잘게 썰거나 다지거나 혹은 기름에 볶으면 스코르디닌(scordinin)이라는 생리활성물질이 나온다. 이 물질은 세포의 대사를 촉진해 유해성분을 배출시키는 작용을 한다. 또 강장 효과와 근육 증강 효과, 암 예방 효과도 있다. 생강은 몸을 따뜻하게 하는 효과로 유명한데, 매운맛 성분인 진저롤(gingerol)에는 고추냉이와 비슷한 살균과 발한 작용이 있다. 편두통을 경감하고, 임신 또는 멀미로 인한 구토를 줄이는 역할도 한다.

파·양파·부추 등에 들어 있는 황화알릴(allyl sulfide)은 간의 해독작용을 강화해 해독 효과를 높인다. 또한 암을 예방하고 비타민B_1의 체내 흡수율을 높여준다. 이런 효과는 양배추·브로콜리·고추냉이·콜리플라워·케일·배추·순무 같은 십자화과의 채소에 함유된 이소티오시안염(isothiocyanate)에도 있다. 이소티오시안염은 황을 함유한 생리활성물질로 항암·항균 작용 및 살충 작용을 하고 폐암, 식도암, 위암을 예방한다.

유해물질을 흡착해서 배출하는 펙틴과 알긴산은 연근, 오크라, 토마토, 사과, 큰실말 같은 해조류에 많고 케르세틴(quercetin)은 양파, 아스파라거스, 브로콜리에 다량 함유되어 있다.

우엉의 이눌린(inulin), 곤약의 만난(mannan), 부추·파·양파·마늘 등의 셀렌(selen), 토란의 갈락탄(galactan), 우엉·마의 셀룰로오스 등도 독소 배출의 효과가 뛰어나다.

이렇게 쭉 늘어놓고 보니 양파, 브로콜리, 파, 마늘, 우엉이 자주 등장한다. 이들 식품들을 고루 섭취하면 다양한 해독 성분이 서로 도움을

도표 3-3 :: 이상적인 식사법

● 하루에 채소를 400~500g 이상 섭취하되 '생식 60%, 가열식 40%'나 '생식 50%, 가열식 50%' 비율로 섭취한다.
● 섭취 전에 독소 빼기 : 채소는 흐르는 물에 잘 씻거나 뜨거운 물에 살짝 데치고, 고기는 뜨거운 물에 살짝 데치면 농약을 비롯한 유해성분이 어느 정도 제거된다.
●해독 효과가 있는 채소들을 섭취한다.

해독을 돕는 채소	성분명	작용
마늘	스코르디닌	세포의 대사를 촉진함으로써 유해성분을 배출시킨다. 강장 효과와 근육 증강 효과, 암 예방 효과도 있다.
생강	진저롤	몸을 따뜻하게 하고, 살균 작용과 발한 작용을 한다. 편두통을 경감하고, 임신 또는 멀미로 인한 구토를 줄이는 역할도 한다.
파, 양파, 부추	황화알릴	간의 해독작용을 강화함으로써 해독 효과를 높인다. 또한 암을 예방하고 비타민B_1의 체내 흡수율을 높인다.
십자화과 채소(브로콜리, 콜리플라워, 케일, 양배추, 배추, 순무, 고추냉이 등)	이소티오시안염	항암·항균 작용 및 살충 작용을 하고 폐암, 식도암, 위암을 예방한다.
연근, 오크라, 토마토	펙틴, 알긴산	독소를 흡착해서 체외로 내보낸다.
큰실말(해조류)		
양파, 아스파라거스, 브로콜리	케르세틴	
우엉	이눌린	
곤약	만난	
부추, 파, 양파, 마늘	셀렌	
토란	갈락탄	
우엉, 마	셀룰로오스	

주고받으며 우리 몸을 정화해줄 것이다.

　해독 성분 이름을 모두 기억할 필요는 없지만 이들 식품을 섭취하면 몸을 정화하는 데 도움이 된다는 사실만은 꼭 알아두길 바란다.

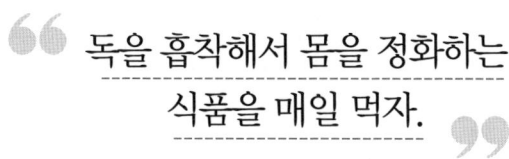

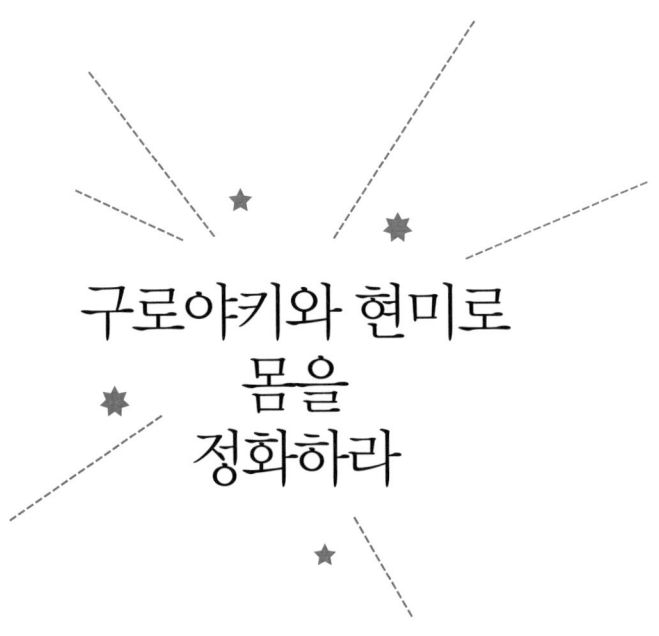

구로야키와 현미로 몸을 정화하라

　일본 의학은 에도시대까지는 동양의 경험의학인 동양의학에 의존했다. 또 사람들 대부분은 의사의 진료를 받는 일 자체가 불가능했던 탓에 집안이나 이웃에 전해지는 민간요법으로 치료를 했었다. 이런 관습은 지금도 '할머니의 비법' 같은 형태로 남아 있으며, 실제로 효과가 있는 경우가 적지 않다. 약초와 관련된 가르침도 그중 하나다.

일본의 전통적 지혜 '구로야키'

일본의 민간요법 중에 '구로야키(黑燒)'가 있다. 특정 식물이나 나무 열매, 작은 동물을 새까맣게 태운 것을 치료제로 쓰는 요법이다. 예를 들어 설사가 났을 때는 '우메보시 구로야키'를 먹고, 천식에는 '다시마 구로야키', 이뇨 작용에는 '무 구로야키', 기침약으로는 '호박꼭지 구로야키', 야뇨증을 고치려면 '비자나무 열매 구로야키', 편도선이 부었을 때는 '산달래 구로야키', 폐결핵에는 '장어 구로야키', 종기에는 '매실 씨 구로야키', 위궤양에는 '감자 구로야키'를 먹었다.

감기약으로 쓰는 '귤 구로야키'란 것도 있다. 화로에 석쇠를 얹고 귤을 껍질째 올린 뒤 앞뒤로 뒤집어가면서 굽는다. 30분 정도 구우면 껍질이 숯처럼 새까매지는데, 뜨거울 때 껍질을 까서 먹으면 다 먹을 즈음 몸이 뜨끈뜨끈해지기 때문에 감기에는 즉효라고 한다.

과학의 한 분야인 약학의 세계에서는 구로야키를 미신으로 치부한다. 약효를 증명할 수 없기 때문이다. '증명이 불가능하니 효과가 있다고 인정할 수 없다'는 논리다. 그런데 해보면 의외로 효과가 좋다.

몇 년 전에 일본에서 〈JIN-仁〉이라는 TV 드라마가 대히트했었다. 한국에서 〈닥터 진〉으로 리메이크된 이 드라마는 현대에서 에도 말기로 시간 이동을 한 의사가 현대의학을 활용해 대활약한다는 감동적인 줄거리다. 드라마 중에 독을 마신 무가의 마님을 치료하기 위해 숯가루를 갈아서 마시게 하는 에피소드가 나온다. 활성탄의 흡착 작용, 구로야키의 해독 작용을 이용한 장면이었다. 훌륭하다고 감탄하며 본 기억이 있다.

다이쇼시대(大正時代, 1912~1926년)에서 쇼와시대(昭和, 1926~1989년) 초기에 쓰인 책 중에 《구로야키 요법 500종》이 있다. 저자인 의학박사 다나카 기치자에몬(田中吉佐衛門)은 책에 다음과 같이 썼다.

> 모든 구로야키가 [중략] 가열에 의해 변화한 각종 유기물을 함유하고 있으리란 점은 쉽게 상상할 수 있다. 아마 이렇게 변성한 물질 중에는 아무리 정밀하게 분석해도 화학적으로는 해석할 수 없는 물질이 다량 들어 있을지도 모른다. 어떤 특수한 약재(동물, 식물)의 구로야키가 특정 질병에 효과가 있다는 사실에서 유추해보면 앞서 언급했듯이 화학적으로 증명이 안 된 어떤 물질을 함유하고 있으리라는 추측에 전혀 무리가 없다. [중략] 따라서 구로야키가 효과가 있다고 하면 그것만으로도 충분하며, 성분을 알 수 없다는 이유만으로 일소에 부치는 짓은 삼가야 한다.

과학적인 근거는 없지만 효과를 체험한 임상적 근거가 있다면 얼마든지 '효과가 있다'고 말할 수 있다는 뜻이다.

구시대적인 요법이라도 효과가 좋고 부작용이 없다면 충분히 활용할 가치가 있다. 과학적인 근거는 앞으로 우리가 심도 있게 증명하면 될 일이다.

현미의 강력한 해독 효능

구로야키 중에서도 '현미 구로야키'는 예부터 '현신(玄神)'이라 불리며 면역력 강화에 좋다고 전해왔다. 감기는 물론이고 다양한 바이러스성 질환, 류머티즘, 신경증, 그리고 암에까지 효과가 있다. 다양하고 강력한 효능에 '신(神)'이란 글자가 붙었을 정도다.

만드는 법은 이렇다. 현미가 새까맣게 타서 연기가 날 때까지 굽는다. 여기에 물을 붓고 천일염을 소량 넣어 2시간 정도 달인 뒤 차(茶) 조리로 걸러서 마시면 된다. 이때 고온에서 원적외선이 풍부한 질그릇 등으로 굽기를 추천한다. 그렇게 하면 그릇의 미네랄이 이온화해 음이온이 풍부한 미네랄 현미가루로 바뀐다. 그렇게 완성된 현미 구로야키는 훌륭한 '활성산소 청소부'다.

원래 현미는 영양이 풍부하고 식이섬유도 듬뿍 들어 있다. 백미에 없는 배아나 쌀겨 층(과피, 종피)에는 곡물이 보유한 영양소가 꽉 들어차 있다. 그래서 암을 비롯한 만성 질환 환자라면 현미 중심의 효소식으로 바꾸기만 해도 상태가 호전된다.

현미에 함유된 영양소는 비타민B군과 비타민E, 미네랄, 식이섬유, 효소 등 다양하다. 쌀겨 층에는 리그난과 피트산(phytic acid)[72] 같은 강력한 항산화물질도 있는데, 특히 피트산은 항산화뿐만 아니라 독소 흡착이라는 능력까지 발휘한다. 방사선이나 중금속, 나아가 발암물질과 결합해서 체외로 배출시켜버리기 때문에 농약, 세제, 식품첨가물, 의약품 등 엄청난 화학물질에 노출되어 있는 현대인들은 꼭 현미를 먹어야 한다.

원폭 투하 후의 피폭자 치료 사례 중에 현미의 힘을 증명하는 사례가 있다. 나가사키의 폭심지 근방에서 우라카미제일병원(浦上第一病院)이 피폭자 치료를 담당했는데, 수석의로 일했던 아키즈키 다쓰이치로(秋月辰一郎, 1916~2005년)와 그 부하직원들은 설탕을 멀리하고 현미와 미역된장국을 반강제로 먹으면서 피폭자의 치료에 임했다고 한다. 그 결과 의사와 간호사들은 단 한 명도 원폭증(原爆症)을 겪지 않았다(《체질과 음식》크리에슛판[73]).

원폭증으로 고통받던 여성이 현미식을 시작하고서 원폭증을 극복했다는 에피소드도 있다. 내 친구 중에 마치다 소호(町田宗鳳)라는 종교학자가 있는데, 그는 최근 저서 《사람의 운은 '소식(小食)'에 있나니》에서 현재 70대 중반에 접어든 여성 히라가 사와코(平駕佐和子) 씨의 체험담을 소개하고 있다.

히라가 씨는 여덟 살 때 히로시마의 폭심지에서 2km 떨어진 지점에서 피폭을 당해 머리끝에서 발끝까지 전신에 큰 화상을 입었다. 기적적으로 목숨은 건졌지만 화상 자국이 심하게 남았고, 여름이면 흉터에서 구더기가 끓었다. 그럼에도 살아남을 수 있었던 이유는 매일 우메보시를 빠뜨리지 않고 먹었기 때문이라고 본인은 이야기한다.

대학생이 된 그녀는 현미에 몸을 정화하는 작용이 있다는 사실을 듣고서 현미식을 시작했다. 그런데 몇 달 후 타서 문드러진 화상 피부가 부슬부슬 벗겨지더니 조금씩 머리카락과 눈썹이 원래대로 돌아왔다고 한다.

결혼해서 7명의 자녀도 낳았는데 현미식으로 기른 아이들한테서도 원폭증의 증상은 전혀 나타나지 않았고, 온 가족이 지극히 건강하다고 한다.

원폭증이 낫고, 폭심지 근처에서 상주했음에도 발증하지 않았다는 이 기적적인 체험담들은 약이나 주사의 힘이 아닌 음식의 생명력으로 인간의 생명을 구한 대표적인 사례다. 특히 현미, 우메보시, 미역, 미소된장은 면역력의 주역인 단쇄지방산을 만드는 재료다. 단쇄지방산이 우리 몸에서 활발히 작용하는 모습을 상상해보라.

동일본 대지진 이후로 전 세계는 방사선 문제에 촉각을 곤두세우고 있다. 대기 중의 방사선뿐만 아니라 음식을 통한 체내 피폭도 우려되고 있다. 하지만 먹을거리를 바로잡는다면 충분히 건강을 지킬 수 있다. 현미를 포함해서 보리나 좁쌀, 피, 기장 등의 미정백(未精白) 오곡미는 영양과 항산화 성분의 보물창고다. 일설에는 인체에 꼭 필요한 미량 미네랄의 70%가 미정백 곡류에 들어 있다고 한다.

다만 배아 부분에는 농약 등의 성분이 축적되어 있으며, 현미나 배아미에 축적된 농약은 채소와 달리 씻어도 제거되지 않으니 무농약이나 저농약 현미를 선택하자.

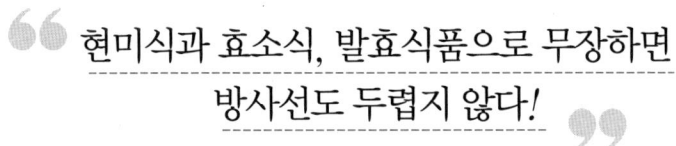

현미식과 효소식, 발효식품으로 무장하면 방사선도 두렵지 않다!

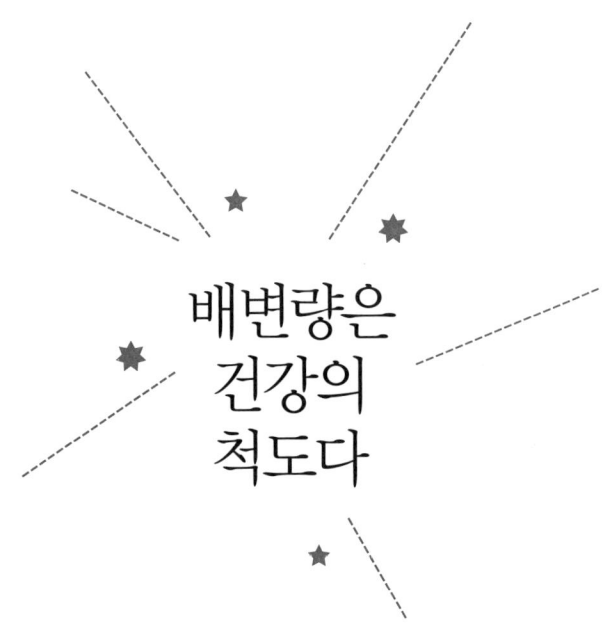

배변량은 건강의 척도다

앞에서 말했던 대로 나는 진찰할 때 환자의 변 상태를 주의 깊게 살핀다. 장 내부의 상태, 그리고 건강 상태를 판단하는 데는 변이 최적이기 때문이다.

의외로 장수했던 신석기인의 비밀

현대 일본인의 배변량은 130~180g 정도이다. 파푸아뉴기니의 원주민들은 하루에 1000g 정도 배변한다고 한다. 그들의 주식이 타로토란인데, 타로토란을 통해 매일 대량의 식이섬유를 섭취하기 때문이다. 그래서 지극히 건강하다.

이 차이는 '인종이 다르다'는 한마디로는 설명이 안 된다. 최근의 유적 발굴 조사에서 알려진 사실인데, 일본의 신석기 시대인 조몬시대(繩文時代) 사람들은 하루에 1000g 정도의 변을 배설했다고 한다. 잡곡과 채소, 과일, 나무 열매, 해조류 등이 주식이었다니 그만한 양도 납득이 간다.

조몬인과 관련된 재미있는 학설이 더 있다. 평균수명이 30세 전후로 단명했다고 전해지던 조몬인들이 의외로 건강하게 장수했다는 것이다. 65세 이상이 전체의 30% 이상이었다고 한다. 이 내용은 9개의 유적에서 출토된 인골을 조사 연구한 뒤 도출해낸 결론이다. 그들의 배변량을 보건대, 분명 장수했으리라고 확신한다. 배변량은 건강에서 그 정도로 중요한 요소다.

배변량이 점점 감소하고 있다

배변량의 감소는 장내 세균의 감소를 의미한다. 제2차 세계대전 전의 일본인은 면역력이 매우 높았고 변의 양도 선진국 가운데 최고 수준이었다. 그런데 지금은 앞에서 말한 대로다. 변비에 걸린 젊은 여성은 하루 배변량이 80g밖에 안 된다는 조사 결과도 있다. 그런 여성의 면역력은 어떤 지경일지 무척 걱정된다.

수분을 제외한 변의 절반은 장내 세균과 그 사체다. 식품첨가물은 장내 세균의 큰 적이다. 그래서 식품첨가물이 잔뜩 들어 있는 식품을 일상적으로 먹는 사람은 장내 세균이 적고 활동 상태도 나쁘다. 그래서 변의 양도 적어진다.

일부러라도 식이섬유가 많은 식품을 먹어야 한다. 식이섬유는 장내 세균의 먹이로 쓰이며, 첨가물이나 독소 등을 흡착해 배출한다. 배변량을 증가시키는 식사가 미용과 건강으로 가는 지름길이라는 사실을 안다면 지금까지와는 또 다른 각오를 다질 수 있을 것이다.

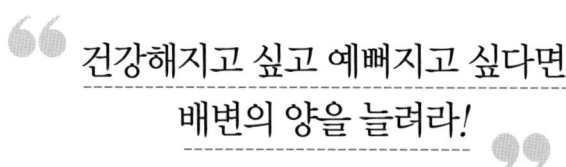

건강해지고 싶고 예뻐지고 싶다면
배변의 양을 늘려라!

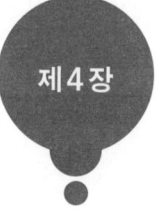

제4장

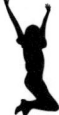

산화로부터
몸을
지킨다

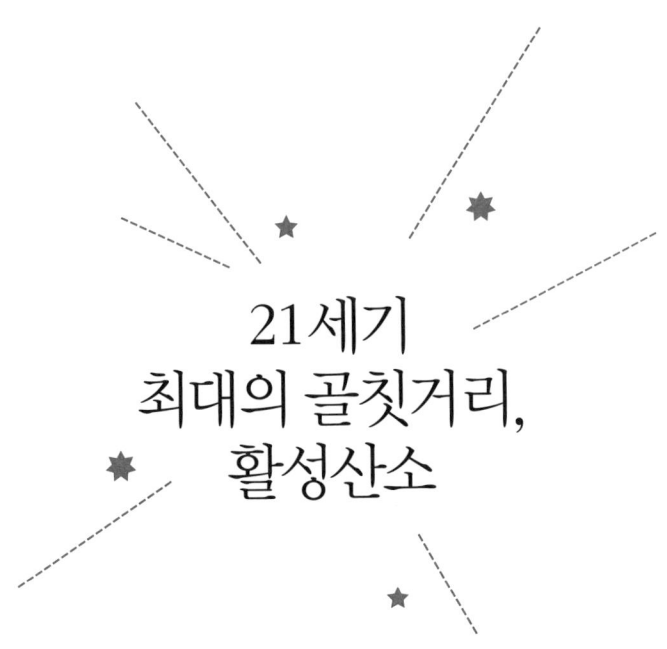

21세기 최대의 골칫거리, 활성산소

요즘 건강과 관련해서 항상 듣는 말이 있다. 바로 '항산화'다. 영양제에도 화장품에도 항산화 기능이 있다고 광고한다. '산화'가 무엇이기에 우리는 그토록 막고 싶어하는 걸까?

4장에서는 몸의 산화에 대해서 차근차근 생각해보고자 한다. 결론을 먼저 말하면, 산화에 대한 대응책 역시 지금까지 설명한 효소 식생활과 깊은 관계가 있다.

지금은 활성산소의 시대

우리 몸을 산화시키는 범인은 활성산소이며, 활성산소를 만들어 내는 원인이 우리 주변에는 넘쳐난다. 3장에서 설명한 화학물질이 그렇다. 가공식품에 들어 있는 식품첨가물, 필요 이상의 리놀레산, 중국발(發) 오염 식품의 유입도 빼놓을 수 없다. 식품첨가물의 경우, 보존료나 방부제 같은 첨가물이 체내로 들어오면 우리 몸은 해독 작용이 있는 효소를 분비해 첨가물을 해독하는데 이때 활성산소가 발생한다.

식품 외에도 활성산소를 만들어내는 원인은 더 있다. 이제는 생활필수품이 된 휴대 기기, 컴퓨터, 전자레인지, TV, 냉장고, 조명까지 전기제품에서 나오는 전자파는 눈에 보이지 않는다는 점까지 포함해서 우리가 상상하는 것 이상으로 위험하다. 카드를 대고 통과하는 지하철의 개찰구 역시 활성산소를 만들어내는 원인이다. 그곳을 지날 때마다 시도 때도 없이 침입해 들어오는 전자파를 우리 몸은 이물질로 판단하여 활성산소로 방어하려고 하기 때문이다.

초미세먼지(PM2.5)도 활성산소의 원인이다. 대기를 올려다보자. 시시때때로 중국에서 황사와 함께 초미세먼지(PM2.5)가 날아온다. 자동차의 배기가스나 공장의 매연 등에서도 생기는 이 유해물질은 폐와 기관에 커다란 피해를 입힌다. 산화황(sulfur oxide)[74]에 의한 오염이나 질소산화물(nitrogen oxide)[75]에 의한 산성비 등 환경 문제도 심각하다.

여기에서 농약의 해악이 빠질 수 없다. 안전하다고 생각되는 물에도

잡균 제거용 염소가 섞여 있다.

스트레스도 마찬가지다. 스트레스를 받으면 부신피질호르몬이 분비돼 스트레스 자극에 대항하는데, 부신피질호르몬은 합성될 때나 분해될 때 모두 활성산소를 발생시킨다.

수질 오염, 살충제, 흡연, 과도한 음주, 고단백식, 나쁜 기름의 섭취, 과도한 운동 등도 모두 활성산소를 발생시키는 원인이다. 현대의 도시 생활에서는 30년 전에 비해 1000배나 많은 활성산소가 발생한다고 한다. 현대사회는 실로 활성산소를 만들어내는 거대한 공장 같다.

이렇게 다양한 원인으로 생겨난 활성산소는 우리 몸을 공격해 '산화'시킴으로써 커다란 상흔을 남긴다.

활성산소는 나쁘기만 할까?

산소는 우리 몸에 없어서는 안 될 필수요소다. 인간의 몸을 구성하는 원소에는 산소·탄소·수소·질소·인 등이 있는데, 우리 몸에서 산소가 차지하는 비율은 무려 65%나 된다.

우리 몸에 도움만 줄 것 같은 산소에도 독이 있다. 바로 활성산소다. 체내로 흡수된 산소는 세포 내에 있는 구연산 회로에서 연소되어 에너지를 만드는데, 이때 타고 남은 찌꺼기가 활성산소인 슈퍼옥사이드 (superoxide)[76]다. 호흡으로 흡수한 산소 중 2~4%는 활성산소가 된다고 하니, 인간이 생명활동을 계속하는 한 활성산소의 발생을 막을 길은 없어 보인다.

그런데 왜 활성산소라 부를까?

'활성'이라고 하니 언뜻 좋은 이름처럼 들린다. 그러나 이 산소는 분자 구조에 이상이 생겨 불안정한 상태다. 빨리 안정을 찾으려고 결합할 수 있는 상대를 마구잡이로 찾아다니다가 결국은 상대의 전자를 강탈한다. 그래서 '활성'이란 막무가내로 휘젓고 다니는 성질을 의미한다.

활성산소는 프리라디칼(free radical)의 일종이다. 프리라디칼은 '짝짓지 못한 전자를 품고 있어 반응성이 매우 큰 원자나 분자'를 가리킨다. 문자 그대로 '자유롭고 과격한 행동파'라 다른 분자한테서 강제로 전자를 빼앗아 안정을 찾으려고 한다. 그 수는 현재 알려진 것만 해도 수천 종에 달한다. 그중 활성산소가 프리라디칼의 우두머리 격이다.

산화는 어떤 물질에 산소가 화합하는 반응인데, 활성산소는 산화력이 산소의 1000~1만 배나 된다. 활성산소는 크게 4종류로 나뉜다. 발생 순서에 따라 슈퍼옥사이드, 과산화수소, 수산화 라디칼(hydroxy radical)이 있다. 그 밖에 자외선을 쬐면 발생하는 일중항산소(singlet oxygen)가 있다. 이 중에서 가장 문제가 되는 활성산소는 수산화 라디칼이다. 수산화 라디칼은 활성산소라 불리는 분자 종류 중에서 산화력이 가장 강하다. 당질·단백질·지방 등 모든 물질과 반응하지만 높은 반응성 때문에 일반 환경에서는 장시간 존재하지 못하고 생성 직후 급속히 소멸한다.

이들의 폐해는 무시무시하다. 활성산소는 독성이 강한 데다 세포와 혈관, 조직의 모든 곳에 독을 뿌리고 다니기 때문에 마치 쇠에 녹이 슬듯 우리 몸을 좀먹는다. 노화와 암을 비롯해 200종류가 넘는 질병의 원인이라고 한다. 특히 수산화 라디칼처럼 독성이 강한 활성산소는 세포를 손상시키고 세포핵 속 유전자나 미토콘드리아의 유전자에 영향을 줘서 암세포를 만들어낸다.

활성산소의 존재가 세상에 알려진 것은 1980년대 이후부터다. 아직 그 존재가 알려지지 않았던 시절에 일본의 산부인과 병원에서는 이로 인한 비극이 일어나고 있었다. 미숙아들의 성장에 산소가 좋다고 해서 50%의 고농도 산소실에 갓난아기를 집어넣었는데, 모든 갓난아기가 전맹(全盲)이 되고 만 것이다(미숙아 망막병증). 아직 발달하지 않은 1세 미만 영아의 망막이 활성산소의 독에 당한 결과였다.

하지만 활성산소에도 이점은 있다. 강력한 독성으로 바이러스·세균 등 체내로 침입한 병원체와 이물질을 죽인다. 그 실행 주체는 대식세포인 매크로파지(macrophage)와 림프구인 호중구(neutrophile)다. 단, 활성산소가 너무 많아지면 스스로 자신의 몸을 공격하는 등 엄청난 짓을 저지른다.

장내 부패만큼이나 활성산소도 온갖 질병을 일으킨다

활성산소가 우리 몸에 저지르는 대표적인 악행은 노화다. 노화는 활성산소의 공격을 받아 조직세포가 약해지면서 생긴다. 검버섯, 주름도 마찬가지다. 그 외에 유전자 손상으로 발생하는 질병은 암이나 아교질병 같은 난치병이다. 알레르기 반응을 일으키는 질병은 꽃가루알레르기와 아토피, 천식 등이다. 활성산소는 류머티즘 관절염 같은 염증도 일으키고, 활성산소와 지질이 결합해 생긴 과산화지질은 동맥경화증 등의 생활습관병을 유발한다. 궤양, 폴립(polyp. 점막에서 증식하여 혹처럼 돌출한 것) 등은 암으로 발전한다. 호르몬 균형이 무너지면 생리 불순, 불면, 갱년기 장애가 생긴다.

알츠하이머의 연구에서도 이 질병을 앓는 사람의 뇌에 과산화지질이 많다는 사실이 밝혀졌다. 심장병, 뇌졸중, 당뇨병, 간경변증, 위궤양, 고혈압, 고지질혈증, 통풍, 파킨슨병, 폐렴, 기관지염, 백내장, 녹내장, 신경 질환 등 우리가 이름을 알고 있는 질병 대부분에 활성산소가 얽혀 있다. 이들 질병은 장의 부패 때문에도 생기지만, 활성산소 또한 커다란 요인이다.

21세기를 사는 우리에게 활성산소에 어떻게 맞서고 어떻게 대처해 나가느냐는 곧 건강을 지키기 위한 일대 과제다.

> " 장내 부패만큼이나
> 활성산소도 만병의 근원이다. "

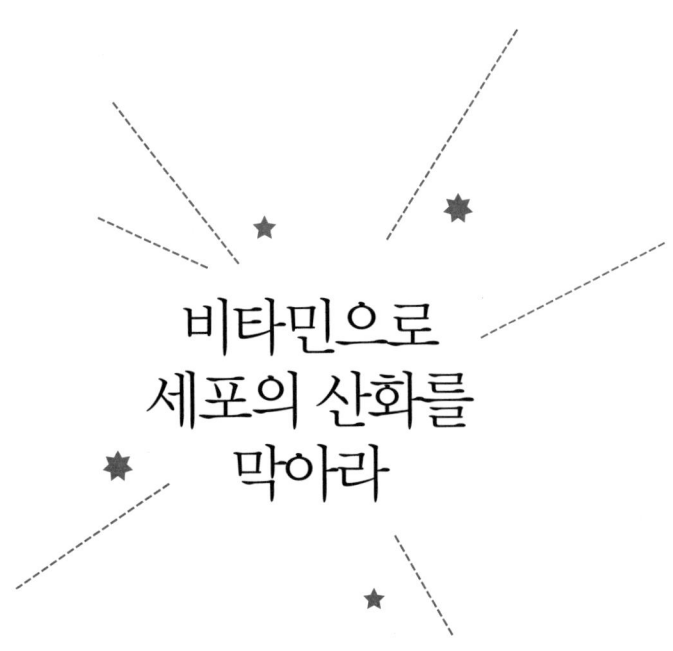

비타민으로 세포의 산화를 막아라

활성산소에 대항하는 것을 '항산화'라고 한다. 활성산소를 제거해서 노화나 생활습관병을 예방한다는 뜻이며, 그와 같은 작용을 '항산화작용'이라고 말한다.

나이와 함께 쇠퇴하는 항산화 효소

생물의 노화에 대해서는 여러 가지 학설이 있지만, 활성산소에 의한 세포의 산화가 노화의 요인으로 지지받고 있다. 산소를 필요로 하는 생물은 체내에 활성산소와 싸울 항산화물질을 항상 지니고 있으며, 항산화물질이 많을수록 수명이 길다는 사실이 그 증거다.

어떤 나무는 수천 년씩 산다. 그 이유는 광합성을 할 때 생기는 산소의 독성을 피토케미컬이라는 강력한 항산화물질이 막아주기 때문이다. 예를 들어보겠다. 2억 5000만 년 전부터 지구에 존재해서 '살아 있는 화석'이라 불리는 은행나무 잎에는 10여 종의 플라보노이드(flavonoid, 피토케미컬의 일종)가 있으며, 그중에는 징코라이드(ginkgolide)라는 강력한 항산화물질도 포함되어 있다. 은행이 불로장수할 수 있는 이유는 항산화물질의 보호를 받기 때문이다.

'스캐빈저(체내의 폐기물인 활성산소를 무해한 물질로 바꾸는 것)'라고도 불리는 항산화물질은 다음과 같은 작용을 한다.

① 활성산소가 발생하지 않도록 원인을 억제한다.
② 활성산소에 전자를 건네서 나쁜 짓을 못하도록 막는다.
③ 활성산소의 공격을 받은 곳을 수복한다.

인간 역시 항산화물질을 몸속에 가지고 있다. 바로 효소다.

효소는 항산화물질의 작용 중에서 ①의 작용을 한다. 즉 최초로 발생하는 활성산소 슈퍼옥사이드는 항산화 효소인 슈퍼옥시드 디스무타제(SOD ; SuperOxide Dismutase)[77]가 제거한다. 이어서 발생하는 과산화수소는 카탈라아제와 글루타티온 과산화효소(glutathione peroxidase)[78]가 공격한다. 그러나 가장 독성이 강한 수산화 라디칼에 대응하는 체내 효소는 없다. 채소와 과일에 있는 비타민E나 카로티노이드(carotinoid)[79]계 피토케미컬, 플라보노이드계 피토케미컬, 그리고 미네랄의 일부가 대응을 하지만 역부족이다.

일중항산소에도 직접 작용하는 효소가 없다. 일중항산소에 맞서려면 카로티노이드계 피토케미컬이나 비타민B, 비타민C, 비타민B_2 등을 비롯해 미네랄 등의 항산화물질을 듬뿍 섭취함으로써 대처해나가는 수밖에 없다.

유감스러운 사실은 항산화 효소의 작용이 나이가 들수록 쇠퇴한다는 점이다. 20세 때의 항산화력을 100으로 친다면, 20대와 30대를 지나는 동안은 완만하지만 지속적으로 떨어지다가 40세가 되면 80 정도가 되고, 40세 이후부터는 10년마다 20씩 떨어져 50대에 60, 60대에 40까지 떨어진다. 이 계산대로라면 80대가 되면 항산화 효소의 작용이 제로(0)가 돼버린다.

당연히 인간은 개인차가 있기 때문에 이 데이터는 어디까지나 일반론에 불과하다. 하지만 평균수명을 생각하면 이 같은 감소율도 설득력이 있다.

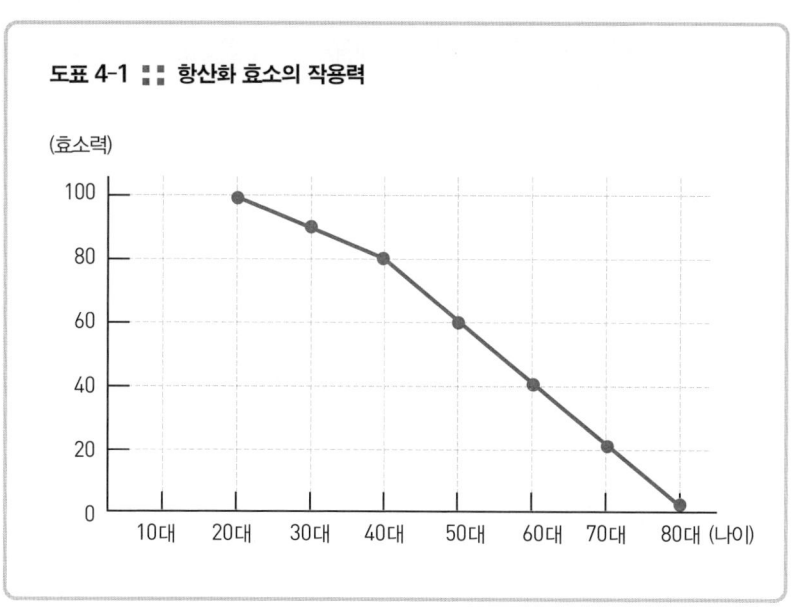

도표 4-1 :: 항산화 효소의 작용력

'항산화 비타민'의 힘을 빌린다

우리 몸속 항산화물질의 힘이 떨어졌다면 외부에서 도움을 받는 수밖에 없다. 응원 부대를 부르자는 말이다. 바로 비타민과 미네랄, 그리고 폴리페놀(polyphenol)[80] 같은 피토케미컬이다.

암 예방의 에이스(ACE)라 불리는 영양소가 있다. 다름 아닌 비타민A, 비타민C, 비타민E다. 이들의 알파벳을 모으니 'ACE'다. 이들은 산화를 억제하는 작용이 강해서 특별히 '항산화 비타민'이라고 불린다. 비타민은 항산화뿐만 아니라 에너지 대사, 면역력 향상 등 중요한 작용이 많지만, 여기서는 항산화에 대해서만 설명하겠다.

비타민A부터 시작하자. 비타민A는 지용성 비타민이다. 지용성 비타민은 물에 잘 안 녹고 기름에 잘 녹는 비타민으로, 비타민C 같은 수용성 비타민과는 성질이 정반대다.

비타민A는 β-카로틴(betacarotene)[81]이라는 색소의 형태로 녹황색 채소에 다량 함유되어 있다. 카로틴은 피토케미컬의 일종으로, 항산화 작용이 강한 카로티노이드 중 하나다. β-카로틴이 체내로 들어오면 비타민A로 변화하고, 비타민A는 세포 대신 자신이 산화해 피부나 점막을 지킨다.

비타민E도 지용성 비타민으로, 세포막이나 각막에 존재한다. 세포막이나 각막에는 불포화지방산이 다량 함유되어 있는데, 이들이 활성산소의 공격을 받아 전자를 빼앗기면 산화해 과산화지질로 변한다. 과산화지질은 부패한 지방으로서 몸속에 그 양이 많을수록 노화나 동맥경화증·간 장애(hepatopathy)[82] 등이 발병한다. 비타민E에는 이런 연쇄 산화를 막는 효과가 있다. 활성산소가 불포화지방산의 전자를 빼앗아 산화시키기 전에 앞질러서 활성산소에게 전자를 제공함으로써 독성을 제거해버린다.

비타민C는 식물에서 얻는 비타민 중에서 가장 효과가 좋은 항산화물질로 슈퍼옥사이드와 일중항산소, 수산화 라디칼에 대항한다. 항산화 효소에 비하면 그 힘은 그다지 강하지 않지만, 혈장(혈액 속 액체 성분)처럼 항산화 효소인 슈퍼옥시드 디스무타제(SOD)가 적은 장소에서 힘을 발휘하기 때문에 매우 중요하다.

비타민C나 폴리페놀 같은 수용성 항산화물질이 혈장이나 조직액 같은 액체에서 주로 작용하는 데 반해, 지용성 비타민의 주된 활동 공간은 지질이 많은 세포막 내부다. 저마다 적재적소에서 활성산소의 공격에 대처하고 있는 셈이다. 군대로 치면 육군과 해군, 야구에서는 내야수와 외야수라고 할까.

비타민C와 비타민E 사이의 협력 관계도 재미있다. 비타민E는 활성산소에게 자신의 전자를 내줘서 독성을 제거하지만 정작 저 자신은 산화해버린다. 매우 불안정한 상태에 빠지지만 다른 분자의 전자를 빼앗지 않기 때문에 연쇄 산화는 멈춘다. 하지만 더 이상 항산화물질로서는 힘을 보태지 못한다. 그런 비타민E를 비타민C가 돕는다.

산화된 비타민E에게 비타민C는 자신의 전자를 건네 비타민E를 재생시킨다. 산화에서 원래 상태로 돌아오는 현상을 '환원'이라고 하는데, 비타민C는 비타민E를 환원시켜서 항산화물질로서의 기능을 회복시킨다. 비타민C는 전자를 내줬기 때문에 매우 불안정한 상태가 되지만, 수용성이라 소변으로 배설되기 때문에 몸에는 아무런 해가 없다. 희생정신으로 가득한, 참으로 가슴 따뜻한 협공이다.

세포에서 에너지인 ATP(adenosine triphosphate)[83]를 생산할 때 작용하는 코엔자임Q_{10}(coenzyme Q_{10})[84]도 비타민C와 마찬가지로 비타민E의 재생을 돕는다.

이렇듯 항산화물질들은 서로 돕고 보조하면서 작용한다. 그러므로 영양소는 다양한 식품에서 골고루 섭취해야 이들의 협공이 더욱 활성화된다.

항산화 비타민을 다량 함유한 식품으로는 양배추·당근·브로콜리·쑥갓·시금치·소송채 등의 녹황색 채소, 독특한 냄새 성분인 알리신(allicin)을 함유한 파·부추·양파·샬롯·마늘 등이 있다. 콩 등의 콩류, 땅콩, 아몬드, 고구마·감자·마·토란 등의 감자류, 레몬·귤 등의 감귤류, 딸기·감 등의 과일에도 풍부하다. 이들을 다양하게 조합해서 먹는 습관이 중요하다.

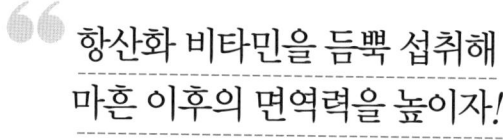

항산화 비타민을 듬뿍 섭취해
마흔 이후의 면역력을 높이자!

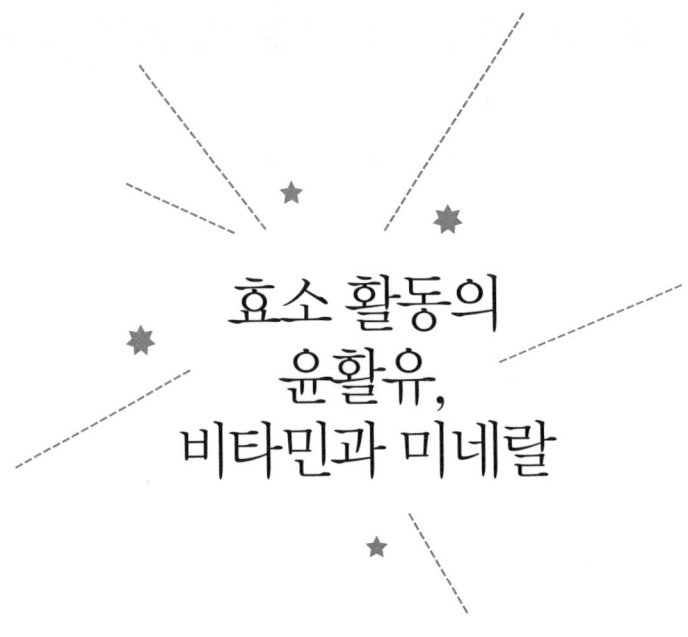

효소 활동의 윤활유, 비타민과 미네랄

금속 하면 철이나 구리 등이 자연스레 떠오른다. 철이나 구리로 철골이나 구리냄비 등을 만드는데 그것과 똑같은 성분이 우리 몸속에도 존재한다.

현재 지구상에서 발견된 원소(물질을 구성하는 최소 단위)는 118종으로, 우리 몸속에는 약 50종의 원소가 있다. 지구상 생물인 인간 또한 원소의 집합체인 것이다. 원소의 분포 상황을 보면, 주요 원소인 산소·탄소·수소·질소·칼슘 등이 우리 몸의 약 96%를 차지한다. 이 원소들은 3대

영양소(단백질·지방·탄수화물)와 물을 구성하는 주요 성분이다. 나머지 4%가 '미네랄'이라 불리는 금속 원소다(미네랄은 쉽게 말해 금속인데, 영양소에서는 미네랄이라고 부른다). 인간의 몸에서는 만들지 못하기 때문에 음식으로 섭취할 필요가 있다.

에도시대의 무사가 미네랄 결핍이었던 이유

미네랄은 비타민과 마찬가지로 인간의 몸을 만들고 생명 기능을 유지하는 데 꼭 필요한 영양소지만, 체내에는 극히 미량밖에 존재하지 않는다. 하지만 결핍되면 다양한 폐해가 나타나는 매우 중요한 영양소다. 비타민과 미네랄의 차이는, 비타민은 몇 가지 원소가 연결된 유기물인 데 반해 미네랄은 단일 원소 상태로 존재하는 무기물이란 점이다.

미네랄의 중요성을 증명하는 에피소드를 하나 소개한다. 에도시대 겐로쿠 시기(1688~1704년)에 아사히 분자에몬(朝日文左衛門)이 26년간의 사건을 담담한 어조로 적은 《겐로쿠 어첩봉행의 일기(元禄御畳奉行の日記)》[85]가 있는데, 이 책에는 당시 번사(藩士, 번의 무사)들이 45~46세의 젊은 나이로 죽은 이유에 관한 내용이 나온다.

원칙대로라면 무사는 비번인 날에도 학문과 무도에 힘써야 한다. 그런데 당시의 번사들은 남아도는 시간을 술과 여색에 써버렸다고 한다. 술을 많이 마시면 주독(酒毒)이 된다. 주독은 과음으로 간경변증을 일으킨 상태다. 그리고 무절제하게 성생활을 하면 신허(腎虛, 부신의 사용 과다) 상태가 되는데, 의학적으로 보면 '아연과 셀렌을 거의 완벽하게 소모한 상태'이다. 1회 사정(射精)할 때마다 막대한 양의 아연이 방출된다. 아연이 없어지면 면역 기능이 쇠약해지고, 빈혈·피부염 등을 유발한다. 즉 당시의 번사들은 과도한 섹스를 즐긴 탓에 필수 미네랄인 아연이 결핍되어 45~46세의 젊은 나이로 사망한 것이다.

인간의 몸에 꼭 필요한 미네랄은 16종이다. 그중에서 몸속에 다량 존재하면서 대사에 관여하는 주요 미네랄은 나트륨, 칼륨, 칼슘, 마그네슘, 인, 황, 염소 등 7종이다. 이 밖에 미량 미네랄로 분류되는 철, 아연, 구리, 망간, 크롬, 몰리브덴, 셀렌, 요소, 코발트 역시 대사에 관여한다. 주요 미네랄과 미량 미네랄을 합친 16종류의 미네랄은 식사를 통해 반드시 섭취해야 한다.

효소는 대사에 꼭 필요하지만, 미네랄이나 비타민의 힘을 빌려야 활동할 수 있다. 이들은 효소가 활약하는 데 윤활유 같은 존재다.

효소의 작용을 돕는 보조인자에는 조효소와 보결족이 있다.

조효소는 영어로 '코엔자임(coenzyme)'이며, 효소(엔자임enzyme)를 보좌하는 역할을 한다. 대부분의 비타민은 체내에서 조효소로서 작용하며, 보효소(補酵素)라고도 한다. 한때 미용과 피부 관리, 노화 방지에 효과가 있다고 해서 유행한 코엔자임Q_{10}도 조효소다.

보결족은 미네랄로, 보결 분자족이라고도 한다. 이들이 세포에서 만들어진 효소와 합체해야 비로소 '전(全)효소'라는 완전한 효소가 된다.

전효소는 주효소와 그것에 대응하는 보조 효소가 결합하여 형성하는 활성형 효소로 '완전한 효소'다.

이처럼 비타민과 미네랄의 결핍은 효소의 활동면에서도 심각한 문제다.

항산화 효소의 생산을 돕는 미네랄

항산화에 관여하는 미네랄은 셀렌, 구리, 아연, 망간, 철 등이다. 모두 항산화 효소인 슈퍼옥시드 디스무타제(SOD)나 카탈라아제, 글루타티온 과산화효소의 보결족이다. 그래서 이들이 부족하면 체내의 항산화 효소가 부족해진다.

효소를 만드는 데 또 하나 필요한 물질이 양질의 아미노산이다. 글루타티온은 효모, 동물의 근육과 간 따위의 조직에 있으면서 산화-환원 반응 및 해독 작용을 하고 생체 조직의 호흡에 관여하는 성분인데 글루탐산(glutamic acid), 시스테인(cysteine), 글리신(glycine)이라는 3가지 아미노산을 원료로 만들어진다. 이 3가지 아미노산이 합쳐져 글루타티온이 되고, 여기에 셀렌이 가세하면 효소인 글루타티온 과산화효소가 생긴다.

미네랄은 다양한 식품에 들어 있다. 아연은 굴 등의 어패류와 참깨, 우유, 소고기의 붉은 살코기에 많고, 셀렌은 전갱이·가다랑어 등의 등푸른 생선, 닭 가슴살이나 돼지고기의 붉은 살코기 등에 들어 있다. 셀렌은 체내에 축적된 수은이나 카드뮴 같은 유해금속과 결합해서 무독화시키는 디톡스 미네랄로도 알려져 있다. 독소 흡착 능력까지 있다는 뜻이다. 구리는 새우, 게, 문어, 오징어 같은 어패류나 소와 돼지의 간 등에, 망간은 현미, 고야두부(추울 때 얼려서 건조시킨 두부), 콩, 참깨, 몰로키아, 시금치 등에 다량 함유되어 있다. 정리하면, 국이나 요리의 건더기로 잔생선을 포함한 어패류, 녹황색 채소, 해조류를 넣는다면 필요 미네랄의 대부분을 채울 수 있다.

생선구이, 나물무침, 미역된장국으로 이루어진 전통식은 미네랄 보급의 측면에서 봐도 매우 뛰어난 식단이다. 다만 고혈압의 원인인 나트륨 과다증은 염분의 과다 섭취가, 신장 기능이 저하되는 인 과다증은 가공식품의 과다 섭취가 원인이다. 미네랄은 결핍증과 동시에 과다증에도 주의해야 한다.

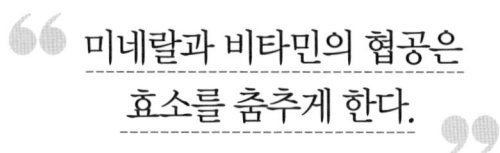

미네랄과 비타민의 협공은
효소를 춤추게 한다.

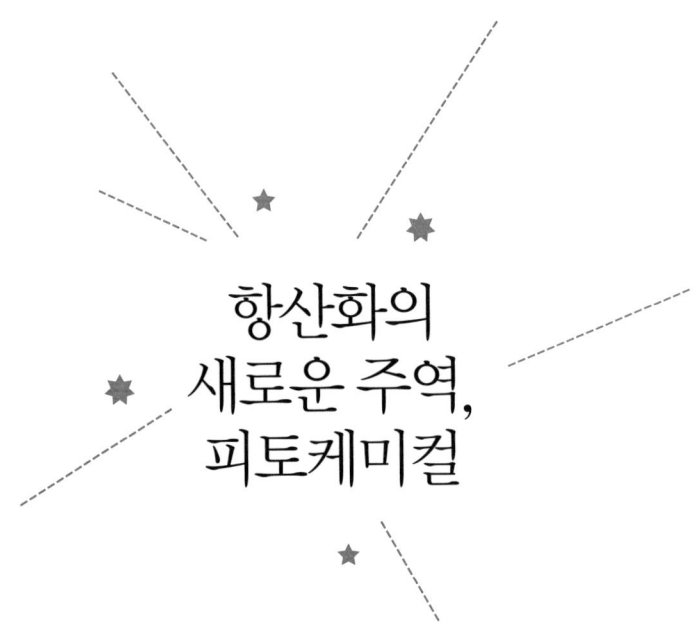

항산화의 새로운 주역, 피토케미컬

강력한 항산화 작용에 면역 기능까지 향상시킨다고 해서 최근 피토케미컬이 주목을 받고 있다. 피토케미컬은 식물이 해충이나 자외선 같은 외적으로부터 몸을 지키기 위해 만들어내는 물질의 총칭으로 색이나 냄새, 쓴맛, 떫은맛 등을 내는 성분의 근원이다. '식물영양소'라고도 하는데, 정확하게는 '비영양소계 식품 인자'일 뿐 영양소는 아니다.

피토케미컬은 음이온이 함유돼 있어 활성산소를 물로 만든다. 피토케미컬 중에서 잘 알려진 것이 β-카로틴 같은 카로티노이드, 안토시아닌 등의 폴리페놀이다. 식물에 함유된 피토케미컬만 1만 종은 된다는데, 현재 알려진 것들은 6계통으로 분류한다. 폴리페놀의 플라보노이드계에만 약 3000종이 존재한다고 밝혀졌지만, 피토케미컬을 발견한 것이 1980년대의 일로 아직 최근의 일이라서 그에 대한 연구는 이제 막 시작되었다고 볼 수 있다. 앞으로가 더욱 기대되는 분야라는 점에서 효소와 많이 비슷하다.

피토케미컬을 계통별로 간단히 알아보자.

- **폴리페놀계** : 포도나 블루베리의 안토시아닌, 콩의 이소플라본[86], 셀러리와 파슬리의 플라본[87], 녹차의 카테킨[88], 참깨의 리그난과 세사미놀[89]
- **황화합물계** : 브로콜리의 설포라판[90], 고추냉이의 이소티오시안산 알릴[91]
- **카로티노이드계** : 브로콜리와 시금치의 β-카로틴과 루테인[92], 제아잔틴[93], 토마토의 라이코펜[94], 고추의 캡사이신[95], 연어의 아스타잔틴[96]
- **당(糖) 관련 물질** : 버섯의 β-글루칸[97], 해조류의 후코이단, 사과의 펙틴
- **아미노산류(amino acid類)계** : 오징어나 문어 등의 어패류에 있는 타우린[98], 아스파라거스의 글루타티온
- **향기 성분계** : 바나나의 유제놀[99], 생강의 진저롤

피토케미컬은 비타민과 미네랄처럼 서로 얽혀서 도움을 주고받으며 효과를 높이기 때문에 다양한 식품을 조합해서 먹는 것이 중요하다. 골고루 조합해서 먹는 습관은 음식으로 섭취한 영양소들의 효과를 살리는 철칙이기도 하다.

그래도 항산화 피토케미컬 중에서 꼭 먹어야 하는 것을 하나만 고른다면 카로티노이드계의 루테인을 꼽을 수 있다. 자궁경부는 체내에서도 신진대사로 인한 산화 작용이 매우 격렬한 곳인데, 루테인이 이 부위에서 급속히 소비되는 모습이 관찰되었다. 이것으로 볼 때 루테인이 항산화물질로서의 기능을 발휘하여 자궁암의 위험성을 저하시키는 데 도움을 주는 것으로 추측된다. 물론 다른 부위의 발암 억제 효과도 있다. 하와이대학교의 조사 그룹에 의하면, 피지 제도는 타히티 같은 다른 남태평양의 제도에 비해 폐암 발병률이 눈에 띄게 적은데 까치콩이나 시금치 등 루테인이 풍부한 채소를 많이 섭취해서라고 한다.

토마토나 구아바의 라이코펜 역시 강력한 항산화 작용을 한다. 라이코펜의 항산화 작용으로 암이나 심장병이 예방된다는 보고가 있다. 그리고 하나 더 추가한다면, 제아잔틴을 고르겠다. 이 역시 녹황색 채소, 특히 시금치에 풍부하게 함유되어 있다.

루테인, 라이코펜, 제아잔틴 등의 카로티노이드는 동맥경화증의 예방에도 뛰어난 힘을 발휘한다. 동맥경화증은 활성산소와 밀접한 관계가 있기 때문이다.

덧붙여서, 음식의 항산화력을 판단하는 방법을 소개하겠다. 최근 미

도표 4-2 :: 과일과 채소의 100g당 오락(ORAC) 수치

채소		과일	
신선초 분말	10700	프룬	5770
케일(양배추의 일종)	1770	건포도	2830
시금치	1260	블루베리	2400
방울양배추	980	블랙베리	2036
자주개자리(목초)	930	딸기	1540
브로콜리의 꽃	890	라즈베리	1220
비트	840	매실	949
홍고추	710	오렌지	750
양파	450	적포도	739
옥수수	400	버찌	670
가지	390	키위	620

(단위: umolete/L)

국에서 주목을 모으고 있는 '오락(ORAC) 수치'가 그것이다. 오락(ORAC)은 Oxygen Radical Absorbance Capacity(활성산소 흡수 능력)의 앞글자를 딴 용어로, 미국 농무성과 국립노화연구소의 연구자들이 개발한 '식품 속에 함유된 항산화물질의 능력치'를 의미한다. 건강보조제를 비롯해 미국에서 판매되는 수많은 식품에는 이 수치가 기재되어 있다. 여기에서는 채소와 과일의 오락(ORAC) 수치를 게재한다(도표 4-2).

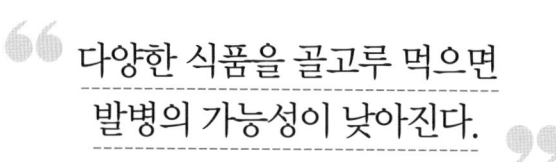

> **다양한 식품을 골고루 먹으면 발병의 가능성이 낮아진다.**

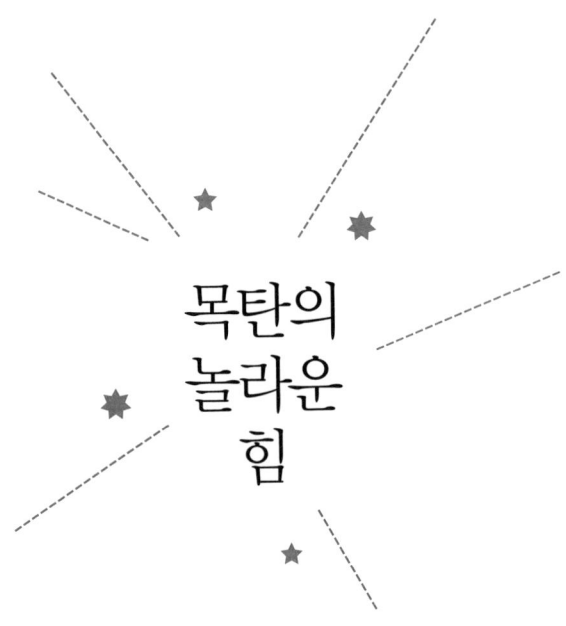

목탄의 놀라운 힘

3장에서 '구로야키'라는 일본의 전통 건강법을 소개했었다. 이번에도 예부터 전해온 일본의 항산화 건강법 '목탄'을 소개한다.

2천 년 전의 사체를 '사후 4일'의 상태로 유지한 목탄

1972~1974년에 중국에서 세기의 대발견이 있었다. 후난성(湖南省) 창

사시(長沙市)의 교외에서 기원전 2세기의 마왕퇴(馬王堆) 고분이 발굴된 것이다. 안장 모양의 두 개의 언덕에 전한(前漢) 시대의 무덤 3기가 포함되어 있었는데, 창사국의 대후인 이창(利蒼, ~기원전 186년)과 그의 처자의 무덤으로 추정되었다.

그 무덤에서 수많은 역사적 유산이 출토되었지만, 세계의 주목을 모은 것은 부장품에 둘러싸여 출토된 귀부인의 사체였다. 이후의 조사에서 이 여성은 창사국(長沙國) 대후(代侯, 국정을 운영하는 대신)의 처로 판명되었는데, 그녀의 사체는 지금까지 고분에서 출토된 것들과는 상태가 전혀 달랐다. 즉 사후 2000년 이상이 지났는데도 불과 며칠 전에 죽은 듯한 모습이었다. 살과 피부가 온전히 남아 있었고, 살갗에는 아직 생기가 있었다고 한다. 내장 역시 무슨 병을 앓았는지 판명할 수 있을 정도로 상태가 온전했다. 그 덕분에 사인까지 특정할 수 있었다. 그녀는 심장병과 폐병 등을 앓고 있었고, 협심증을 일으켜 목에 가래가 막혀서 사망했다고 한다. 위 속에는 죽기 몇 시간 전에 먹은 참외 씨가 176개 남아 있었는데, 그 씨를 파종했더니 놀랍게도 발아했다고 한다. 다양한 조사를 한 끝에 학자들은 2000년 전에 묻힌 이 사체를 '사후 4일이 지난 상태'라고 발표했다.

기적의 비밀은 목탄이었다. 묘의 주위는 5톤이나 되는 목탄으로 둘러싸여 있었다. 사후 2000년이나 지난 사체를 죽은 지 4일의 상태로 유지한 목탄. 오늘날의 과학이라면 방부 처리제나 냉동 보존 등을 이용했겠지만, 그래도 2000년이라는 세월을 버티는 것은 힘들지 않았을까?

전자파를 차단하고 음이온을 공급한다

목탄은 탄소 덩어리인 동시에 미세한 구멍의 집합체이다. 개개의 구멍은 막혀 있지 않고 어떤 형태로든 외부로 통해 있어 통기성과 통수성(通水性)이 뛰어나다. 목탄 구멍의 표면적은 1g(어른의 손톱만한 크기)가량으로 약 300m²다. 현재 일본의 단독 주택으로 치면 호화 저택에 들어갈 너비다. 이런 구조를 다공질(多孔質)이라고 부르는데, 이 구멍투성이 구조에 목탄의 비밀이 있다.

- **흡착성** : 목탄을 집어넣으면 물의 성질이 무미무취가 된다고 하는데, 그 이유는 수돗물 속 염소나 소독으로 발생하는 트리할로메탄(trihalomethane)[100] 등의 물질을 그 구멍이 흡착하기 때문이다. 소취(消臭), 제습 등의 효과도 마찬가지다. 불쾌한 냄새의 근원이 되는 입자나 여분의 수분이 구멍 속에 흡착된다.
- **미네랄 성분의 보고(寶庫)** : 나무는 땅속에서 미네랄을 빨아올려 성장한다. 미네랄은 광물성 영양소가 목탄이 되는 과정에서 성분이 소실되지 않는다. 오히려 탄화(炭化)를 통해 세 배 정도까지 농축된다. 그리고 농축이 되면 물에 녹기 쉬워진다.
- **전자파 차단** : 침입해오는 전자파를 몸은 이물(異物)로 판단해 활성산소로 방어하려고 한다. 그래서 체내에는 엄청난 활성산소가 생성되고, 채 소거되지 못한 활성산소가 자기 몸을 공격한다. 이것이 산화

다. 전자기기의 전자파는 목탄을 놓아두면 어느 정도 차단 효과를 볼 수 있다.

목탄의 이런 작용은 전문 연구자들 사이에서도 주목을 받고 있다. 통기성이 있는 바구니에 목탄을 1~2kg 넣어서 방의 네 귀퉁이에 놓아두면 효과가 있다. 혹은 대각선으로 2개를 배치해도 된다. 이때 사용하는 목탄으로는 전도성이 좋은 백탄(白炭)이 가장 좋다.

- **음이온 방출** : 목탄은 탄소 덩어리다. 목탄의 미네랄 성분은 음이온을 방출해 환원력이 풍부하다. 3장에서 소개한 현미 구로야키 역시 음이온을 방출하는 힘이 크다.

> " 목탄의 힘은
> 숭숭 뚫린 구멍에서 나온다. "

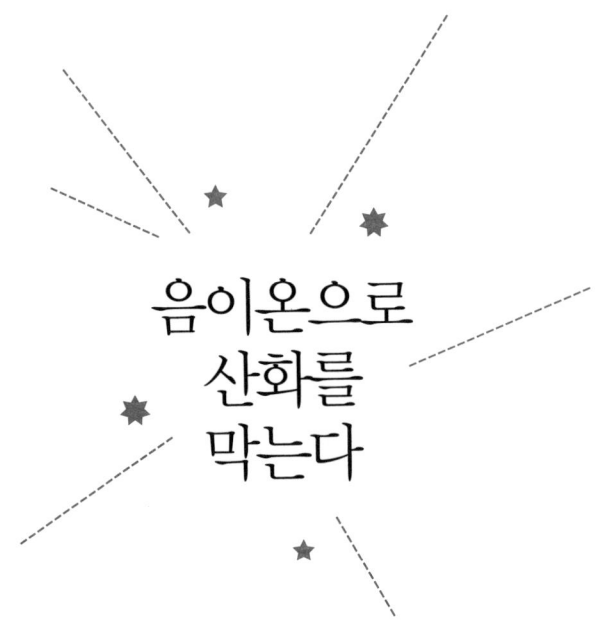

음이온으로 산화를 막는다

전자의 주고받기에 관해서는 비타민C와 비타민E의 협공을 설명하면서 간단하게 소개했다. 전자를 빼앗기는 쪽이 '산화'이고, 전자를 받아 중성으로 돌아가는 쪽이 '환원'이다. 예를 들어, 철에 녹이 스는 이유는 철의 전자를 산소에게 빼앗기기 때문이다. 이것이 철의 산화다.

산화-환원 반응에서는 이 밖에도 산화 수가 증가하는 반응, 산소와 결합하는 반응, 수소를 잃는 반응, 산화 수가 감소하는 반응, 산소를 잃는 반응, 수소와 화합하는 반응도 환원이라고 한다.

음이온이 몸을 중성으로 만든다

산화와 환원에 관해서는 좀 더 자세히 논할 가치가 있다. 음이온이 환원에서 중요한 역할을 한다고 나는 생각하기 때문이다.

여기서는 전자로 이야기를 진행하겠다. 일단 학교에서 배운 내용을 복습하자. 물질을 구성하는 최소 단위는 '원자'다. 우리의 몸도, 입으로 들어오는 음식도 궁극적으로는 모두 원자로 되어 있다.

원자를 확대해서 안을 들여다보면, 양자와 중성자로 이루어진 원자핵과 그 주위를 도는 전자로 구성되어 있다. 그 모습은 태양 주위를 지구나 화성 같은 혹성들이 도는 것과 매우 유사하다. 원자는 본래 양전하(+)의 양자와, 중성자로 이루어진 원자핵, 그리고 음전하(-)의 전자로 구성되며 양자와 전자의 수가 항상 같기에 전기적으로는 중성을 띤다.

가장 가벼우며 유일하게 중성자를 갖지 않은 원자가 수소(H)다. 하나의 양자 주위를 하나의 전자가 돌고 있는, 실로 심플한 구조인 수소는 우주 전체에서 가장 많이 존재하는 원자다. 중성자는, 원자핵에 있는 양자들이 서로 반발하지 않고 붙어 있게 하기 위해서 존재한다. 따라서 수소 원자를 제외한 모든 원자에는 중성자가 존재한다.

전자가 도는 궤도를 '전자껍질(electron shell)'이라고 하는데, 껍질은 안쪽에서부터 K껍질, L껍질, M껍질 등 알파벳 순서에 따라 이름이 붙는다. 각각의 껍질에는 들어갈 수 있는 전자의 수가 정해져 있다. K껍질에는 전자가 최대 2개, L껍질에는 최대 8개, M껍질에는 최대 18개의 전자가 들어간다. 각 껍질의 궤도를 도는 전자의 정원(定員)은 '2×궤도 수의 제곱'으로 계산할 수 있다(도표 4-3).

　전자는 원자핵에 가까운 K껍질부터 순서대로 채워지는 성질이 있다. 각각의 정원이 모두 채워졌을 때 물질은 가장 안정된 상태가 된다. 원자는 항상 안정을 찾으려는 성질이 있다. 이 성질 때문에 중성에서 벗어나 양이온과 음이온이 발생한다.

　산소(O) 원자를 예로 들어보자. 양자 8개에 전자도 8개다. 앞에서 나온 전자껍질의 설명대로라면 먼저 K껍질부터 채워지니까 K껍질에 2개가 들어가고, 나머지 6개는 정원이 8개인 L껍질에 들어간다. L껍질이 6개밖에 채워지지 않았으니 남은 2자리에 전자가 들어와야 비로소 L껍질이 안정될 수 있다. 그런 이유로 산소 원자는 다른 원자에서 전자를 빼앗거나, 혹은 다른 원자와 결합해서 전자를 공유함으로써 안정되려고 한다. 산소 원자와 같은 유형으로는 질소(N)와 불소(B), 염소(Cl) 등이 있다.

　반대 유형도 알아보자. 원자 번호 11인 나트륨(Na)은 M껍질에 전자가 1개밖에 없다. 매우 불안정한 상태라 나트륨은 끊임없이 이 전자를 받아줄 상대를 찾아다닌다. 즉 나트륨은 전자를 방출하는 유형이다. 이런 나트륨과 잘 어울리는 상대가 원자 번호 17인 염소 원자다. 염소 원자는 M껍질에 7개의 전자를 가지고 있어서 나머지 1개만 채우면 8개로 안정된다. 둘의 이해가 완벽하게 일치하므로 염소와 나트륨은 서로 만나는 순간 전기적으로 강하게 결합한다. 그래서 생기는 물질이 염화나트륨

도표 4-3 :: 원자 껍질의 구조

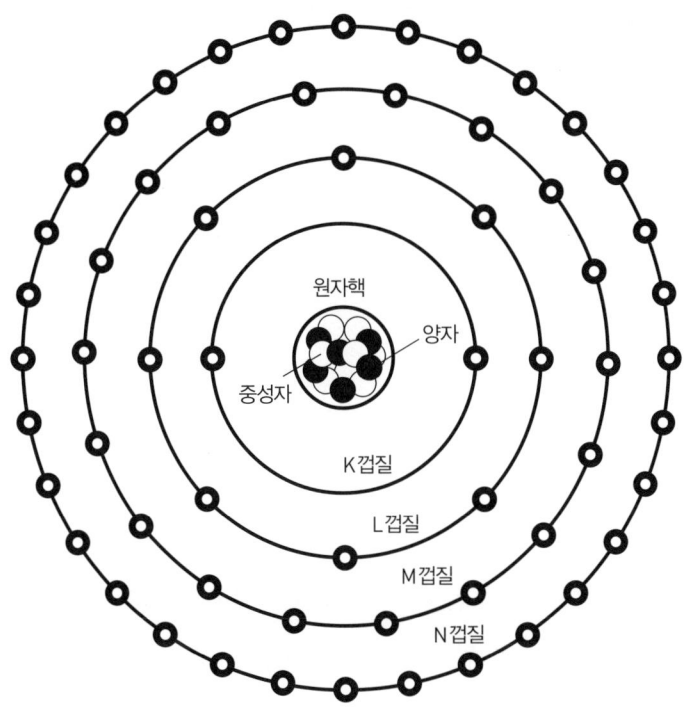

K껍질 : 최대 2개의 전자가 들어간다
L껍질 : 최대 8개의 전자가 들어간다
M껍질 : 최대 18개의 전자가 들어간다
N껍질 : 최대 32개의 전자가 들어간다

(NaCl), 즉 소금이다.

이온이란 전하를 지닌 원자, 혹은 원자단(분자도 포함)을 뜻한다. 전기를 띤 엄청나게 작은 초미립자의 이미지를 떠올리면 된다. 아주 작은 물질이 양전기를 띠면 양이온, 음전기를 띠면 음이온이다.

양과 음은 '정부(正負)'나 '음양(陰陽)'으로도 불린다. 음에는 보통 부정적인 인상이 따라오는데, 이온의 경우는 의미가 전혀 다르다. 건강의 유지와 증진에는 음이온이 꼭 필요한 요소이기 때문이다. 이유는 뒤에서 설명하겠지만, 여기에도 활성산소가 관련되어 있다.

식물에 존재하는 음이온

음이온은 이미 10여 년 전에 화제가 되었다. 특히 유명했던 것이 물의 분열과 파괴로 음이온이 발생한다는 '레너드 효과(Lenard effect)'다.

레너드 효과는 물이 순간적으로 분쇄현상을 일으키면 큰 물입자는 양전기를 띤 채 낙하하고, 작은 물입자는 음전기를 띠면서 주위 공기를 음전기로 대전시키는 현상이다. 폭포수 근처에서 상쾌한 기분을 느끼는 이유가 바로 물분자의 순간적 분열로 생긴 음이온 때문이라고 한다. 폭포수 효과(waterfall effect)라고도 한다. 이를 증명한 이는, 1905년 노벨 물리학상을 수상한 독일의 필립 레너드 박사(Philipp E. A. Lenard, 1862~1947년)다. 박사는 레너드 효과를 1892년에 발견했다.

물방울이 분열하는 폭포나 거세게 흐르는 강 주변, 호우가 내릴 때는 음이온이 공기 중에 풍부해진다고 하는데, 폭포 주변에 있으면 머리가 맑아지고 기분까지 좋아지는 이유는 이 효과 덕분이라고 여겨진다. 또 기후에 따라 기분이 좌우되는 이유도 음이온과 양이온 때문이라고 추측한다. 자연계의 현상 중 벼락은 음전하와 양전하에 의한 전자의 방출 현상이다.

　음이온이 건강에 좋다고 알려지니 음이온이 발생한다는 공기청정기나 에어컨, 드라이어 등의 제품이 다수 생산되고 있다. 하지만 과학적으로 증명되지 않은 효과라는 비판이 연이어 나오고 있다. 인공적으로 만든 음이온에 건강 효과가 있는지 없는지는 알 수 없다. 하지만 산화−환원의 관점에서 보면 자연계에 존재하는 음이온은 확실히 몸에 좋다고 할 수 있다.

　활성산소는 체내에 있는 분자의 전자를 **빼앗아간다**. 활성산소의 악행을 드러낸 매우 훌륭한 논문이 있다. DNA연구핵의학회의 중진이자 캘리포니아대학교의 명예교수인 마이런 폴리코프 박사 등이 1996년에 발표한 논문에 이런 내용이 실렸다.

　"활성산소와의 싸움 때문에 사람의 세포는 1개당 매일 100만 건의 DNA 수복 활동이 이루어지고 있으며, 활성산소와의 싸움은 자연 방사선의 1000만 배 수준에서 이루어진다."

　이 논문을 보면 우리가 평소에 활성산소의 공격을 얼마나 많이 받고 있으며, 활성산소를 죽이기 위해 우리 몸이 얼마나 격렬하게 싸우고 있는지를 잘 알 수 있다. 이 전투를 떠받치는 주역이 앞에서 소개한 슈퍼옥시드 디스무타제(SOD)등의 효소이며, 비타민·미네랄·피토케미컬 같은 항산화물질이다. 이들은 우리 몸속에서 음이온을 늘려준다. 활성산소를 배제하는 물질을 함유한 식품이 활성산소에 전자를 제공해 물로 바꿈으로써 독성을 배제한다.

음이온을 함유한 물질은 다양하다. 아스코르빈산(비타민C)과 천연 색소(피토케미컬)가 대표적이다. 불포화지방산인 오메가-3지방산 계열의 α-리놀렌산(alpha-linolenic acid)[101]이나 DHA, EPA 등도 약하긴 하지만 환원성을 보인다. 음전하를 지닌 물의 클러스터(물분자의 집합체)도 그렇다. 이들 스캐빈저가 듬뿍 들어 있는 식품이 바로 채소와 과일, 날생선 같은 로푸드(raw food, 날음식)다.

날음식에는 식이효소가 있다. 식이효소는 양이온의 원소(원자의 명칭)를 음이온으로 바꾸는 근원이 된다. 효소가 없는 음식에서는 음이온의 원소가 나오지 않아 환원력이 없다. '전자 공여 물질'을 가진 식품이 우리에겐 아주 중요하다.

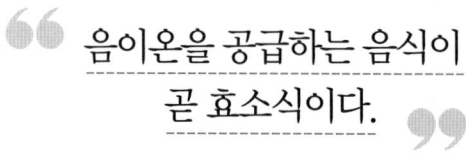

> 음이온을 공급하는 음식이
> 곧 효소식이다.

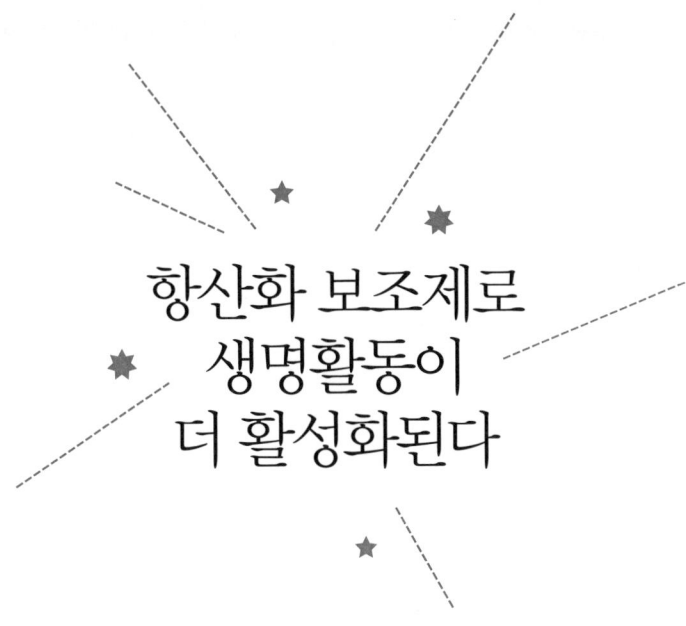

항산화 보조제로 생명활동이 더 활성화된다

몸속을 음전하가 풍부한 상태로 유지할 수 있다면 활성산소의 해악 중에서도 가장 무서운 산화의 연쇄반응을 억제할 수 있다. 산화의 연쇄반응은 전자가 부족해 일어나는 현상이라서 전자만 충분히 제공하면 산화의 연쇄반응은 정지한다. 또 산화된 다른 분자도 환원되어 본래의 모습으로 돌아갈 수 있다.

그런데 현재 우리를 둘러싼 환경은, 앞에서도 말했듯이 식품첨가물의 횡행이나 대기오염, 전자파의 공격 등으로 오염되어 있다. 이 상태를 해독하거나 배제할 때 활성산소가 생겨난다는 사실은 지금까지 설명한 대로다. 하지만 환경이 날로 악화되는 것과는 반대로, 효소의 체내 항산화력은 매년 떨어지고 있다. 우리 몸은 끊임없는 활성산소의 공격에 방치돼 있는 것이다. 이를 방어하기 위해서는 항산화 보조제 등을 현명하게 사용할 필요가 있다.

항산화 보조제의 필요성

암을 떠올려보자. 암은 활성산소 중에서도 특히 흉악한 수산화 라디칼이 중심이 되어 만들어진다. 하지만 수산화 라디칼에 효과적인 항산화 물질이 우리 몸속에 존재하지 않아서 암의 치료가 어렵다.

수산화 라디칼을 물로 만들어 무해화하려면 그에 대항하는 항산화물질 보조제가 필요하고, 수산화 라디칼을 완전히 차단했다면 이론상으로는 전이암도 더는 무섭지 않다. 암이 연속으로 아포토시스(세포 자살)를 일으켜 사라지기 때문이다.

수산화 라디칼을 퇴치하는 건강 보조제는 지금까지 출시되지 않았다. 암은 세포핵 속의 DNA가 손상돼서 발생하는데, 지금까지의 건강 보조제는 분자(원자량)가 커서 세포핵 속으로는 거의 들어가지 못했기 때문이다(일부는 들어감).

예를 들어 설명하면, 비타민E는 지용성이다. 지방이 많은 세포막에는 잘 듣지만 그 외에는 거의 통용되지 않는다. 비타민C는 수용성이다. 물기가 많은 세포질에서는 항산화력을 발휘하지만 세포막에서는 아무 일도 하지 못한다. 폴리페놀이나 카로티노이드 같은 피토케미컬은 스캐빈저로서 상당한 활약을 보이지만 중요한 세포핵 속으로는 침투하지 못한다. 항산화물질로서는 어중간해서 애매한 존재라 할 수 있다. 하지만 핵으로 들어가지 못하면 암은 낫지 않는다. 그래서 지금까지의 건강 보조제는 어느 정도 이상으로는 암에 듣지 않았다.

지금 내가 주목하는 것은 바로 수소 음이온(음전하를 지닌 수소 원자의 이온)을 이용한 건강 보조제로, 분자가 작은 스캐빈저다. 수소의 원자량(분자량)은 '1'로 세상에 이보다 작은 분자는 없다. 그래서 핵 속이든 미토콘드리아 속이든, 어디든 침투해서 모든 활성산소를 제거할 수 있다.

분자량을 비교해보면 수소가 1이고 탄소가 12, 산소는 16이다. 비타민C는 176이고, 비타민E는 481이다. 폴리페놀도 221이다. 수소가 얼마나 작은지를 알 수 있다. 물의 수소는 수소 양이온이라서 스캐빈저가 될 수 없다. 이때 양전하를 음전하로 바꾸려면 고온에서 가열 처리를 해야만 한다. 어쨌거나 내 병원에서는 수소 음이온의 건강 보조제를 사용해서 큰 효과를 올리고 있다.

하지만 항산화 자체가 어려운 작업이다 보니, 수소 음이온은 수산화 라디칼에만 효과를 발휘한다는 약점이 있다. 그래서 다른 활성산소인 슈퍼옥시드나 과산화수소 등에 대한 대책도 매우 중요하다. 이 활성산소들을 제거하려면 카탈라아제나 글루타티온 과산화효소 등의 효소를 활성화하는 건강 보조제가 필요하다. 나는 일본에서 출시된 '하이드로 포르테'나 '오메가-3 글루칸', '슈퍼오리맥스' 등의 스캐빈저 건강 보조제를 용도에 맞춰서 골라 쓴다.[102]

왜 심장암과 비장암은 없을까?

원적외선 기기 등을 이용한 온열요법도 내 치료법 중 하나다.

일반적으로는 입욕 · 온천욕 · 사우나 · 스포츠 등을 하면 몸이 따뜻해지는데, 이들 방법으로 체온이 올라가면 혈전을 용해하는 플라스민(plasmin)[103]이라는 효소의 생산이 촉진되어 혈류가 좋아진다. 또 혈중 백혈구의 작용이 활성화하면서 혈액 속 노폐물을 탐식하는 능력이 올라가기 때문에 혈액이 깨끗해진다.

현대에는 저체온인 사람이 늘고 있다. 스트레스 등이 그 원인인데, 보온에 신경 써서 혈류를 활발하게 유지하는 일이 정말 중요하며, 면역력을 유지하는 데에도 효과적이다.

몸을 따뜻하게 유지하는 일이 얼마나 중요한지는 암이 제대로 알려준다. 암은 몸의 모든 곳에 출현하지만, 심장과 비장에 암이 생겼다는 이야기는 들어본 적이 없다. 그 이유는, 심장은 항상 움직여서 열을 생산하기 때문이다. 비장에는 적혈구라는 따뜻한 혈구가 몰려있다. 심장은 40도대고, 비장 역시 40도 가까이 된다.

참고로, 암에 잘 걸리는 장기는 폐·식도·위·대장·자궁 등 외부와 연결된 장기로, 외부와 연결돼 있어서 쉽게 차가워진다. 유방도 몸통에서 돌출된 형태라서 온도가 쉽게 떨어지기 때문에 유방암이 많은 것이다.

냉증의 단점은 효소영양학적으로도 설명이 된다. 효소는 차가워지면 그 작용이 둔해지고, 따뜻하면 대사효소가 활성화되어 생명활동을 활발히 수행한다.

내 병원에서는 1년에 몇 번씩 효소반단식 합숙을 주최하는데, 합숙지가 이즈(伊豆)의 온천이다. 이즈의 온천에는 암반욕(巖盤浴)이 있다. 암반욕에는 원적외선과 음이온의 효과가 있는데, 이 둘의 상승효과로 다양한 생리 활성이 생긴다. 암반욕의 주역인 원적외선은 침투력이 강해서 몸의 심부(深部)까지 온열 작용이 미친다. 자율신경이나 면역 및 호르몬계의 작용도 돕기 때문에 대사가 더욱 활발해진다. 매일 암반욕을 하는 것은 무리여도, 욕조 등에 푹 담가서 몸을 덥히는 습관이 중요하다 (220쪽 도표 4-4).

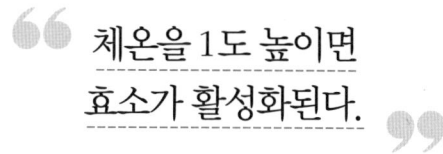

> **체온을 1도 높이면 효소가 활성화된다.**

도표 4-4 :: 체내 효소를 활성화하는 족욕법과 반신욕

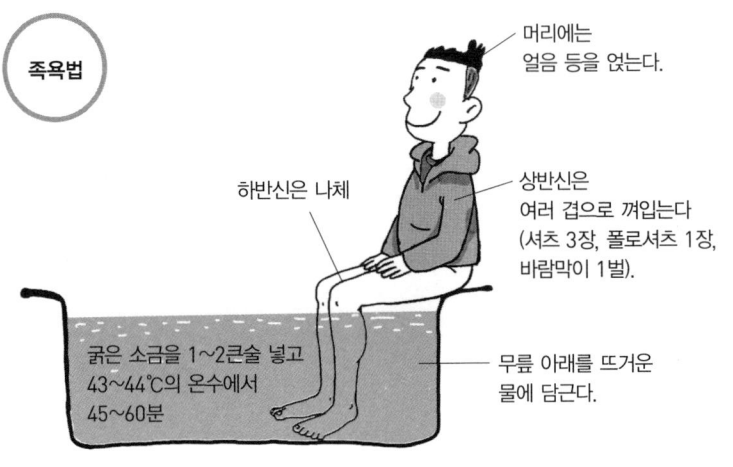

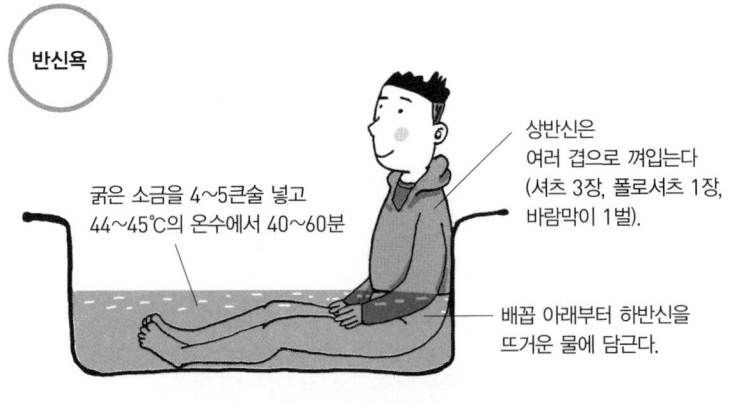

* 족욕과 반신욕 중 어느 쪽을 해도 효과가 있다. 겨울에는 반신욕이 낫다.

면역력을 높이는 식품들

※ 아래에 소개한 식품에는 표기한 내용 이외에도 다른 영양소나 효과가 있으나 가장 눈에 띄는 영양소나 효과만을 소개했다.
※ 효소는 주로 갈아 먹기 좋은 채소, 과일을 소개했다.

채소

감자	항산화 비타민
고구마	항산화 비타민
고추냉이	독소 배출, 항산화 피토케미컬
곤약	독소 배출, 식이섬유
근채류(우엉)	식이섬유
당근	효소, 식이섬유, 항산화 비타민
마	독소 배출
마늘	효소, 식이섬유, 독소 배출, 항산화 비타민
몰로키아	식이섬유, 항산화 미네랄
무	효소, 독소 배출
부추	독소 배출, 항산화 비타민
브로콜리	독소 배출, 항산화 비타민, 항산화 피토케미컬
시금치	항산화 비타민, 항산화 미네랄, 항산화 피토케미컬
아보카도	식이섬유
아스파라거스	독소 배출, 항산화 피토케미컬
양배추	독소 배출, 항산화 비타민
양파	효소, 독소 배출, 항산화 비타민
연근	효소, 독소 배출
염교	단쇄지방산
오이	효소
오크라	독소 배출 채소, 식이섬유
생강	효소, 독소 배출, 항산화 피토케미컬

	샬롯	항산화 비타민, 항산화 피토케미컬
	셀러리	효소, 항산화 피토케미컬
	소송채	항산화 비타민
	순무	효소
	쑥갓	항산화 비타민
	죽순	식이섬유
	참마	효소, 식이섬유
	토란	독소 배출, 식이섬유
	토마토	독소 배출, 항산화 피토케미컬
	파	독소 배출, 항산화 비타민
	파슬리	항산화 피토케미컬
버섯류	버섯류 전반	식이섬유, 독소 배출, 항산화 피토케미컬
과일	감	항산화 비타민
	감귤류 과일	식이섬유, 항산화 비타민
	딸기	항산화 비타민
	레몬	항산화 비타민
	바나나	식이섬유, 단쇄지방산, 항산화 피토케미컬
	블루베리	항산화 피토케미컬
	사과	효소, 식이섬유, 독소 배출, 단쇄지방산, 항산화 피토케미컬
	포도	항산화 피토케미컬
곡류	곡류 전반	단쇄지방산
	배아미	식이섬유

	잡곡	식이섬유
	전립 곡물(현미)	식이섬유, 항산화 미네랄

콩류	고야두부	항산화 미네랄
	낫토	장내 세균, 식이섬유
	땅콩	항산화 비타민
	아몬드	항산화 비타민
	콩(두부)	식이섬유, 단쇄지방산, 항산화 비타민, 항산화 미네랄, 항산화 피토케미컬

해조류	해조류 전반	식이섬유, 독소 배출, 단쇄지방산

어패류	가다랑어	항산화 미네랄
	게	항산화 미네랄
	굴	항산화 미네랄
	문어	항산화 미네랄, 항산화 피토케미컬
	새우	항산화 미네랄
	연어	항산화 피토케미컬
	오징어	항산화 미네랄, 항산화 피토케미컬
	전갱이	항산화 미네랄

육류	간(소, 돼지)	항산화 미네랄
	닭 가슴살	항산화 미네랄
	돼지고기(붉은 살코기)	항산화 미네랄
	소고기(붉은 살코기)	항산화 미네랄

| 유제품 | 우유 | 항산화 미네랄 |

발효 식품	가쓰오부시	장내 세균
	간장	장내 세균
	미림	장내 세균
	미소된장	장내 세균
	쌀식초(식초)	장내 세균, 단쇄지방산
	소주	장내 세균
	절임류(우메보시, 김치, 사워크라우트 등)	장내 세균, 단쇄지방산
	청주	장내 세균

기타	고추	항산화 피토케미컬
	녹차(카테킨)	항산화 피토케미컬
	참깨	항산화 미네랄, 항산화 피토케미컬

옮긴이의 글

지금 우리에게 가장 필요한 것은 효소 식생활

오늘날 도시에 사는 모든 현대인은 식량을 자급자족할 수 없고, 국내외적으로 촘촘히 구축되어 있는 거대한 식품 공급 시스템에 의해 유통되는 식품을 구매하고 소비한다. 공장에서 대량으로 생산되어 대량으로 유통되는 식품들을 구입하여 소비할 수밖에 없는 구조가 정착되어 있는 것이다.

이러한 식품들은 부패하지 않도록 열처리되고 방부제가 첨가되어 있으며 다양한 식품첨가제를 넣어 맛과 향을 낸다. 그렇기 때문에 먹기는 편리하지만 인체에 꼭 필요한 영양소가 파괴되고 없을 뿐만 아니라 유해한 독성물질을 다량 함유하고 있다는 큰 문제를 안고 있다. 자연에서 수확된 신선한 채소와 과일, 곡류, 해조류에는 인체가 필요로 하는 모든 영양소가 함유되어 있지만 말이다.

자세히 말하면, 공장에서 생산된 가공식품에 3대 영양소인 탄수화물,

단백질, 지방은 풍부할지라도 생명활동에 반드시 필요한 미량영양소인 비타민과 미네랄은 훼손되어 부족하고 효소는 전혀 존재하지 않는다. 이는 건강을 해치는 주범이 된다.

효소, 그리고 보효소인 비타민과 미네랄이 결핍되면 3대 영양소는 충분히 분해(소화)되지 않고 인체에 제대로 흡수되지 않는다. 게다가 소화되지 않은 잔류물은 장내 환경을 부패시키고 이상 발효와 산패를 야기해 독성물질을 생성한다. 독성물질은 혈액을 오염시키고, 오염된 혈액은 면역력을 저하시키고 질병을 유발한다. 도미노처럼 우리 몸의 건강이 와르르 무너지는 것이다.

안타깝게도 현대인들은 질병이 늘어날 수밖에 없는 생활을 하고 있다. 가공식품과 보존제로 범벅된 수입농산물을 먹고, 과식 등 몸에 나쁜 식생활을 하고 있으며, 대기오염물질·전자파·스트레스에 둘러싸여 살고 있다. 우리 몸은 이 물질들을 독으로 인식하고 몸속의 효소들을 총동원해 내쫓거나 없애려고 한다. 그러다 보면 위에서 설명한 것처럼 건강이 악화되고 질병이 발생하는 것이다.

이 책의 저자인 츠루미 박사는 효소영양학에 근거를 두고 "비타민과 미네랄과 효소가 살아 있는 건강한 식품이 장을 건강하게 하고 건강한 장이 면역력을 강화하며 혈액을 맑게 하여 인체를 건강하게 한다"고 설명하는데, 오랜 세월 동안 건강 산업에 몸담아온 나의 생각과 같아 반갑다.

인체의 생명 유지 메커니즘을 알고 나면 왜 우리가 살아 있는 효소를 섭취해야 하는지를 분명히 이해할 수 있다.

인체의 세포는 약 100조 개로 구성되어 있고, 이 중 약 2%에 해당하는 약 2조 개의 세포가 매일 죽고 새로 탄생한다. 이러한 생명활동을 수행하는 물질이 효소와 보효소(비타민, 미네랄)다. 효소와 보효소가 부족할 때 2조 개의 세포는 온전히 탄생되지 못하고, 죽은 세포는 체외로 배출되지 못한 채 인체에 남아 질병을 유발하게 된다.

인체에서 만들어지는 효소(체내 효소)는 절대량이 정해져 있다. 20세에 절정에 달하고 40세가 넘으면 급격히 저하된다. 체내 효소는 대사와 소화에 나뉘어 쓰이는데 대사효소는 신진대사와 면역 작용에, 소화효소는 섭취한 음식을 분해하고 흡수하는 일에 사용된다.

인체가 만드는 효소의 절대량은 한정되어 있기 때문에 소화 작용은 식품에 함유된 식이효소가 담당하는 것이 이상적이다. 그런데 앞서 언급한 바와 같이 현대인이 먹는 식품에는 효소가 결핍되어 있다. 먹은 식품에 효소가 없으면 인체는 당장의 음식물을 분해(소화)하기 위하여 대사에 쓰일 효소까지 끌어다 쓸 수밖에 없고, 이는 대사효소 부족을 초래하여 인체 내 대사와 면역력을 저하시킨다. 츠루미 박사 역시 "소화효소(식이효소)가 부족하면 대사효소가 소화활동을 하게 되고, 대사효소의 부족은 결국 신진대사와 면역력의 저하를 초래하게 된다"고 역설한다.

효소는 인체 내 모든 생리활성에 촉매로 관여한다. 신진대사, 면역, 소화, 영양분의 인체 내 흡수, 장내 부패물의 분해 배출, 활성산소 제거, 독성물질의 해독 배출, 인체 내 에너지인 ATP의 생성, 혈압 조절, 사고

(思考), 근육 사용, 동맥경화증 예방, 대식세포가 이물질을 퇴치할 때, 혈액의 정화, 위산 생산, 손상된 DNA의 수복 등에 관여하기 때문에 효소의 부족은 노화를 촉진하고 질병을 일으키고 수명을 단축시킨다.

한마디로, 효소는 우리 몸에 산소와 물과 같다. 없으면 죽는 것이다. 산소와 물의 부족은 인체를 짧은 시간 안에 사망에 이르게 하고, 효소의 부족은 서서히 죽음으로 몰아간다는 차이가 있을 뿐이다. 건강 보조제로라도 효소를 평상시에 꾸준히 섭취해야만 하는 이유가 여기에 있다.

효소와 보효소(비타민, 미네랄), 그리고 식이섬유, 피토케미컬을 충분히 섭취하고 소식하고, 발효식품을 먹고, 꼭꼭 씹어 먹고, 충분한 수면을 취하고, 짧은 단식을 정기적으로 실행하면 장이 건강하고 혈액이 건강하여 건강한 삶을 살 수 있다고 츠루미 박사는 강조한다.

약 10만km 길이인 혈관의 93%는 모세혈관이고, 오염된 혈액은 모세혈관을 잘 통과할 수 없으며, 그로 인해 영양소와 산소 공급이 제대로 안 되면 인체 내 세포는 노화하고 사멸한다. 인체의 면역력은 20세에 절정에 이르고, 40대에 절반, 50대에 3분의 1이 된다. 효소의 절대량과 같은 패턴을 보인다. 그러므로 우리 현대인은 절제된 생활습관을 유지하고 효소 식생활을 꾸준히 함으로써 면역력을 끌어올려야 한다. 삶의 마지막을 침대에 누워 마감하지 않고 건강하게 마지막 날까지 활동하기 위하여 올바른 식습관과 꾸준한 운동을 게을리 하여서는 안 되겠다.

김희철

각주 해설

1. PM2.5(Particulate Matter 2.5) : 지름 2.5㎛ 이하의 초미세먼지. 먼지는 입자의 크기에 따라 총먼지, 공기역학적 지름이 10㎛ 이하인 미세먼지, 공기역학적 지름이 2.5㎛ 이하(PM 2.5)인 초미세먼지로 나뉜다. 특히 초미세먼지는 아주 미세한 먼지 입자이기 때문에 호흡기 깊숙이 침투해 질환을 일으키는 것은 물론, 혈관으로 흡수돼 뇌졸중이나 심장질환을 일으키는 것으로 알려져 있다.

2. 장관 면역(Gut Immunity) : 장관의 주요 기능은 흡수이지만 면역기관으로서도 매우 중요한 역할을 한다. 병원균 대다수는 입으로 들어와 장 등을 통해 체내로 침입한다. 이들 침입자한테서 몸을 지키는 자기 방어 시스템으로서 장관(腸管)에는 최대 규모의 면역기관이 자리 잡고 있다. 구체적으로는, 장관 벽의 상피세포(흡수세포)로 둘러싸인 '장관 상피간(上皮間) 림프구', 장관 벽에 있는 페이에르판(Peyer's patch), 장관 벽 아래쪽의 점막 고유층(粘膜固有層, lamina propria) 등의 면역기관이 있다. 장관에 존재하면서 면역작용을 담당하는 세포나, 침입자와 직접 싸우는 단백질인 항체(주로 면역글로불린A)의 수와 양을 따지면 무려 전체의 60% 이상에 달한다.

3. 다발성 장기부전 : 외상이나 수술 후, 쇼크 또는 중증 감염증 등 치료 경과 중에 신체의 주요 장기, 즉 심장·폐·간·신장 등의 기능 부전이 2개 이상 동시에 또는 연속적으로 발생하는 상태

4. 생체항상성 : 생체가 여러 가지 환경 변화에 대응하여 생명현상이 제대로 일어날 수 있도록 일정한 상태를 유지하는 성질, 또는 그런 현상

5. 파일로리 : 위 점막 장애와 관련이 있으며 소화성 궤양의 80~90%는 이 균이 관련되어 있는 것으로 알려졌다. 위장 점막의 표면이나 위장의 점액에서 발견되며 위염, 위궤양, 십이지장궤양, 위선암, 위림프종 등을 유발한다. 위장 점막 세포 자체를 뚫고 감염되는 경우는 매우 드물다.

6. 스몬병 : 장내(腸內) 이상 발효, 세균성 장 질환, 설사 따위를 치료하는 데 쓰는 키노포름(chinoform)이 원인 물질이다. 1955년경부터 발생해 1965~1966년에 절정에 이르렀다. 초기에는 복통이나 설사 등의 소화기 증상을 보이다가 다리의 감각 및 운동 장애가 발생하고, 때로는 심한 시력 장애를 보인다. 현재 키노포름은 여러 나라에서 제조와 판매를 금지하고 있다.

7. 탈리도마이드 : 비바르비탈계(非Barbital系) 수면제. 비교적 부작용이 적고 지속 시간이 긴 약품으로 알려졌으나, 임산부가 복용하면 기형아를 낳는 부작용이 있다고 밝혀지면서 사용이 금지되었다.

8. 아밀라아제 : 녹말을 맥아당, 소량의 덱스트린, 포도당으로 가수분해하는 효소를 통틀어

이르는 말. 녹말 분자의 결합을 분해하는 방식에 따라 α와 β로 나뉜다. 고등동물의 침 속이나 미생물, 식물 따위에 널리 들어 있으며 식료품, 발효 공업, 소화제 따위로 쓴다.

9. 프로테아제 : 단백질 분해 효소를 통틀어 이르는 말. 단백질이나 폴리펩티드 속의 펩티드 결합을 가수분해하는 작용을 한다.

10. 리파아제 : 중성지방을 지방산과 글리세린으로 가수분해하는 효소. 동물에는 췌장액에, 식물에는 피마자 따위에 많이 들어 있다.

11. 시토크롬P450 : 수산화 효소족의 총칭. 간단히 CYP로 불리는 경우가 많다. 다양한 기질을 수산화하기 때문에 수많은 역할을 수행한다. 간에서 해독을 하는 효소로 알려져 있지만, 스테로이드 호르몬의 합성, 지방산의 대사나 식물의 2차 대사 등 생물의 정상 활동에 필요한 반응에도 관여한다. 세포 내의 소포체에 주로 존재하며, 일부는 미토콘드리아에도 존재한다. 동물에서는 간에 많다.

12. 당지수(Glycemic Index) : 특정 음식을 섭취해 소화되는 과정에서 얼마나 빠른 속도로 포도당으로 전환되어 혈당 농도를 높이는지를 표시한 수치. 이 수치가 높은 음식일수록 섭취 후 포도당 농도를 빨리 상승시킨다.

13. 원문은 "鶴亀の齡願わばツルツルと飲まずカメ´カメよ亀かめ."

14. 대장게실증(multiple diverticulosis) : 대장벽이 바깥쪽으로 동그랗게 꽈리 모양으로 튀어나오는 병. 곁주머니(게실)가 여러 개 있을 때를 '게실증'이라고 하고, 게실 안으로 변과 같은 오염 물질이 들어가서 염증을 일으키면 '게실염'이라고 한다. 고단백, 고지방, 저섬유질 식사로 변비가 상습화되면서 나타난다.

15. 대장 용종(colon polyp) : 대장 점막이 비정상적으로 자라 혹이 되어 장의 안쪽으로 돌출된 상태. 암으로 발전할 가능성이 있는 종양성 용종과 암으로 발전할 가능성이 없는 비종양성 용종으로 나뉜다.

16. 아스카시대(飛鳥時代) : 일본 문화사에서 6세기 후반에서 7세기 중엽까지의 시대. 백제와 중국의 제도와 문물이 수입되어 일본 내 여러 가지 체제가 혁신되고 불교 미술이 발달하였다.

17. 덴무 천황 : 7세기 후반의 일본 천황으로, 중앙 집권 체제를 강화하여 율령국가(律令國家)의 기틀을 마련하였다(재위 673~686).

18. 우회술 : 중요 동맥이 막혔을 때 우회로를 만들어 피가 잘 흐르게 하거나, 자신의 다른 혈관을 사용하여 장애가 있는 심장동맥 등에 대신 연결하여 쓰도록 하는 수술

19. 리놀레산 : 두 개의 이중 결합을 가지는 불포화 지방산. 결핍되면 피부염을 일으키고, 과다하면 우리 몸에 독이 된다. 콜레스테롤이 혈관에 침착하는 것을 방지하기 때문에 동맥경화증 예방에 효과가 있다. 연성 비누의 원료로도 쓴다.

20. 오토 하인리히 바르부르크 : 독일의 생화학자이자 산소 연구의 세계적 권위자. "철분을 포함하는 산소가 생체의 산화 환원 반응에 있어서 중요한 역할을 한다"고 주장하였으며, 바르부르크의 이름을 붙인 가스 대사(代謝)의 측정 장치를 만들어 산소 연구에 큰 공을 세웠다. 1931년에 노벨 의학상을 받았다.

21. 치시마 키쿠오 : 일본의 생리학자, 의학박사. 일본 의학계의 이단아로, 학계에서 배척당했다. 1963년부터 스스로 '혁신적 의학, 생물학 이론'이라 칭한 '치시마학설'을 제창하며 '신생명의학회'를 설립해 보급에 나섰다. 일부 의사와 연구자들의 지지를 받고 있으나 제대로 증명되지 않았으며, 서양의학과는 발상이 크게 다르다.

22. 이 주제를 자세히 알고 싶은 사람에게는 다음의 책을 추천한다. ①《치시마학설 입문(千島学説入門)》(가세야마 기이치(忰山紀一) 저, 지유샤(地湧社)] ②《'암의 저주'를 푼다(「ガン呪縛」を解く)》[이나다 요시히로(稲田芳弘) 저, Eco크리에이티브(Eco・クリエイティブ)]

23. 킬러-T세포 : 면역 체계를 담당하는 림프세포 중 하나로, 바이러스에 감염된 세포나 암세포를 파괴하여 죽이는 역할을 한다. 면역 담당 세포에는 매크로파지와 림프구(림프 세포)가 있는데, 림프구는 기능에 따라 T림프 세포와 B림프 세포로 나뉜다.

24. NK세포 : 바이러스에 감염된 세포나 암세포를 직접 파괴하는 면역세포. 선천적인 면역을 담당하는 혈액 속 백혈구의 일종으로, 간과 골수에서 성숙한다. '자연살해세포'라고도 한다.

25. 인돌 : 불쾌한 냄새를 갖고 있으나, 아주 묽어지면 상쾌한 향기를 갖는 무색 고체. 향료나 물감을 만들 때 쓰인다.

26. 스카톨 : 세균 효소에 의한 트립토판의 분해 생성물. β-메틸인돌, 인돌과 함께 분변이나 부패 어육의 주된 악취 물질이다.

27. 아민 : 암모니아의 수소 원자를 알킬기 따위의 탄화수소기로 치환한 유기화합물을 통틀어 이르는 말. 치환된 수소 원자의 수에 따라 1차 아민, 2차 아민, 3차 아민 따위로 나뉘며, 치환기의 종류에 따라 지방족, 방향족 따위로 나뉜다. 단백질 분해에 의하여 생기는 경우도 있으며, 일반적으로 염기성을 나타내고 산과 작용해서 염을 만든다.

28. 펙틴 : 세포를 결합하는 작용을 하는 다당류의 하나. 냄새가 없는 누런색의 가루로, 모든 식물의 세포벽에 존재한다. 잼, 젤리, 풀 따위를 만드는 데에 쓴다.

29. 구아검 : 콩과 식물인 구아 종자의 배유에서 얻는 성분으로, 주로 마노스와 갈락토오스로 되어 있다. 식품의 점착성 및 점도를 증가시키고 유화 안정성을 증진하며, 식품의 물성 및 촉감을 향상시키기 위한 식품첨가물로 쓰인다.

30. 글루코만난 : D-글루코오스와 D-마노스를 주요 구성성분으로 하는 다당류로, 곤약만난이라고도 한다. 난초과 식물, 구약나물 등에 함유되어 있다.

31. 후코이단 : 끈적끈적한 점질 구조의 황산염화한 다당류. 미역과 다시마, 큰실말 등의 갈조류에 함유된 식이섬유로, 항암 작용과 생활습관병 예방이 기대되는 물질이다.

32. 알긴산 : 물기 없는 바닷말에서 얻는 다당류의 하나. 점성이 높은 유기산의 일종으로 접착제, 유화제, 필름 따위를 만드는 데 쓴다.

33. 고콜레스테롤혈증 : 혈청(장) 중 콜레스테롤 농도가 220~250㎎/L 이상인 상태. 그 자체가 질병은 아니지만 방치하면 심각한 질병의 원인이 된다. 참고로, 고지혈증과 고콜레스테롤혈증, 고중성지방혈증을 통틀어서 이상지질혈증이라고 부른다.

34. 허혈성 심장 질환 : 심장 근육에 생긴 허혈로 말미암아 일어나는 심장병. 심장 동맥 장애에 따른 일차성, 그 밖의 원인에 따른 이차성이 있다.

35. 헤미셀룰로오스 : 식물 세포벽의 구성성분 중 펙틴질을 제외한 것으로, 셀룰로오스 표면에 특징적으로 결합하는 유연한 다당류를 말한다.

36. 리그난 : n-페닐프로페인이 n-프로필 곁사슬의 β자리에서 2분자가 결합한 천연물의 총칭으로, 동물 실험에서 육종(肉腫)을 파괴하고 치료하는 작용이 있다고 판명되었다.

37. 글루칸 : 불소화성 다당류의 일종으로 항암 및 면역 증강 작용을 한다.

38. 키틴 키토산 : 키틴은 화학구조가 셀룰로오스와 비슷한 다당류의 일종이며, 키토산은 키틴의 탈아세틸화물이다. 키틴은 게, 새우 등의 갑각류나 곤충의 외피, 균류의 세포벽의 주요한 구성성분이다. 키토산은 균류의 세포벽에 있다.

39. 틈새탈장 : 복막과 복강 내 장기가 복벽 근육층의 약해진 구멍이나 틈새를 통해서 빠져나오는 현상. 열공(裂孔) 헤르니아

40. 하지정맥류 : 정맥이 확장해서 사행 굴곡하며 튀어나온 상태. 변비 등으로 복압이 올라가면 정맥혈이 역류해서 생긴다

41. 치핵 : 직장의 정맥이 울혈로 말미암아 늘어져서 항문 주위에 혹과 같이 된 치질. 종기의 하나인데 임신, 변비 따위가 원인이다.

42. 직장탈출증 : 직장 점막 또는 직장의 벽이 항문으로 빠지는 증상. 탈항(脫肛)

43. 고지혈증 : 혈청 속에 지방질이 많아서 혈청이 뿌옇게 흐려진 상태. 동맥경화증을 촉진시키는 요인의 하나다. 고지혈증

44. 덱스트린 : 녹말을 산이나 아밀라아제 따위로 분해할 때 얻어지는 여러 가지 중간 생성물을 통틀어 이르는 말. 흰색이나 엷은 황색의 무정형(無定形) 가루로, 단맛이 있고 물에 녹으면 점착력(粘着力)이 강해진다.

45. 젤화 : 겔화. 용액 속의 콜로이드 입자가 유동성을 잃고 엉겨서 굳어지는 현상. 또는 솔(sol, 유동성 콜로이드 용액)이 젤로 되는 현상. 솔의 온도를 낮추거나 다른 용매나 염을 더하거나 기계적 충동을 주면 일어난다.

46. 샬롯(shallot) : 백합과(百合科, Liliaceae)에 속하는 은은한 향이 나는 다년생 풀 또는 그것의 비늘줄기. 양파의 한 종류.

47. 몰로키아(molokheiya) : 모로헤이야. 이집트가 원산지인 채소로 β-카로틴, 각종 비타민과 칼슘, 칼륨이 풍부하게 함유되어 있어 항산화 효과가 뛰어나다.

48. 아세트산 : 탄소 수가 두 개인 카복실산. 초산이라고도 한다. 자극성의 냄새가 있고 신맛이 나며 무색의 액체로 물과 알코올에 잘 녹는다. 수분이 적은 것은 겨울에 얼기 때문에 빙초산이라고도 한다. 조미료로 쓰며 식물의 저장, 유기 화합물의 제조, 염색 등에도 쓴다. 화학식은 CH_3COOH.

49. 프로피온산 : 아세트산보다 탄소 수가 하나 더 많은 카복실산. 자극적인 냄새가 나는 무색 액체로 염류(鹽類)는 식품의 살균제 및 보존제로 쓴다. 특히 아연염은 백선 따위의 피부염 치료에 쓴다. 화학식은 C_2H_5COOH.

50. 부티르산 : 탄소 원자 수가 4개인 카복실산으로, 불쾌한 냄새가 나는 무색의 액체다. 낙산이라고도 한다. 부탄올의 산화에 의하거나 당류 따위의 부티르산 발효에 의하여 얻어진다. 물, 알코올, 에테르 따위에 잘 녹으며, 버터나 치즈 따위의 유지(乳脂) 속에 글리세린 에스테르로 존재한다. 합성 향료의 원료나 가죽을 다루는 데 쓴다. 화학식은 $CH_3CH_2CH_2COOH$.

51. 페놀 : 특이한 냄새가 나는 무색의 고체로, 콜타르에 들어 있다. 방부제, 소독 살균제, 합성수지, 염료, 폭약 따위를 만드는 데 쓴다. 화학식은 C_6H_5OH.

52. 황화수소 : 수소의 화합물. 황화철과 산을 작용하여 얻는 가연성의 독한 기체로, 천연으로는 화산 가스나 광천 따위에 들어 있다. 물에 조금 녹아 약한 산성을 띠며, 정성분석에 쓰인다. 화학식은 H_2S.

53. 암모니아 : 질소와 수소의 화합물. 자극적인 냄새가 나는 무색의 기체로 물에 잘 녹고 액화하기 쉽다. 질소비료나 요소수지를 만드는 데 쓴다. 화학식은 NH_3.

54. 나이트로소아민 : 니트로소아민. 나이트로소기 –NO를 가진 아민으로, 일반식 RR´N–No를 가진 유기화합물을 통틀어 이르는 말. 대개는 황색이고 발암성이 있으며, 식품 속에 있는 아질산염을 섭취하여 사람의 체내에서 생성될 수 있다.

55. 장누수증후군(Leaky Gut Syndrome, LGS) : 새는장증후군. 장 점막이 염증을 일으켜서 장 점막에 구멍이 나면 본래 체내로 흡수되지 말아야 할 물질까지 체내로 들어와 몸에 다양한 증상을 일으킨다. 이 상태를 장누수증후군이라고 한다.

56. 아교질병(collagen disease) : 피부, 힘줄, 관질 따위의 결합조직이 변성되어 아교섬유가 늘어나는 병을 통틀어 이르는 말. 만성 관절 류머티즘, 류머티즘열, 피부 근육염, 피부 경화증, 다발 동맥염 따위가 있다.

57. 크론병(Crohn's disease) : 입에서 항문까지 소화관 전체에 걸쳐 어느 부위에서든지 발생

할 수 있는 만성 염증성 장 질환. 원인은 정확히 알려지지 않았지만 환경적 요인, 유전적 요인과 함께 소화관 내에 정상적으로 존재하는 세균에 대한 우리 몸의 과도한 면역반응 때문에 발병하는 것으로 보고 있다.

58. 글루카곤 : 췌장의 랑게르한스섬에서 분비되는 호르몬. 같은 췌장호르몬인 인슐린과는 반대로 간의 글리코겐을 포도당으로 분해하여 혈당량을 증가시킨다.

59. 아드레날린 : 척추동물의 부신속질에서 분비되는 호르몬. 흰색 고체로, 물이나 알코올에 거의 녹지 않는다. 교감신경을 흥분시키고 혈당량의 증가, 심장 기능 강화에 의한 혈압의 상승, 기관의 확장, 지혈 등의 작용을 한다. 지혈제, 강심제, 천식 진정제 따위로 쓴다. 화학식은 $C_9H_{13}O_3N$.

60. 당질코르티코이드 : 간(肝)에서의 당질 대사에 관여하는 스테로이드 호르몬을 통틀어 이르는 말. 당을 새로 만들거나 혈당치를 올리며, 염증이나 알레르기에 대한 저항성을 높이기도 한다.

61. 포스포릴라아제 : 유기 인산염이 존재할 때, 글리코겐을 당(糖) 인산염으로 변화시키는 일군 효소의 총칭. 동식물에 널리 분포한다.

62. 락트산 : 젖당이나 포도당 따위의 발효로 생기는 유기산. 무색무취의 신맛이 나는 액체로, 물과 알코올에 잘 녹는다. 염색 공업에서 환원제, 식품 공업에서 감미제 따위로 쓴다. 유산. 젖산. 화학식은 $CH_3CH(OH)COOH$.

63. 피루브산 : 케토산의 하나. 무색의 액체로, 타타르산과 황산수소칼륨을 혼합하여 건류하면 얻을 수 있다. 생물체 안에서는 물질 대사의 중간물질로 매우 중요하다. 화학식은 $CH_3COCOOH$.

64. 케톤체 : 생체 내에서 물질 대사가 정상적으로 이루어지지 않을 때 생성 축적되는 아세톤, 아세토아세트산 따위의 총칭. 아세톤체.

65. 케톤증 : 케톤체가 혈액 중에 증가하여 오줌 중에 생성, 축적된 상태를 말한다. 그 생성은 뇌하수체 및 췌장에서 분비되는 호르몬에 의하여 조절되고, 간의 글리코겐이 감소되면 많아진다.

66. 나한과 : 중국 광시성(廣西省)이 원산지인 박과의 덩굴식물. 나한과 특유의 단맛 성분인 모그로사이드(mogroside)는 강한 단맛을 지녔으면서도 신체에서 에너지원으로 이용되지 않는다는 특성 때문에 다이어트 감미료로서 각광을 받고 있다. 모그로사이드 성분이나 나한과 추출물의 약리 작용에 대한 해석은 현재 진행 중이다. 일본에서는 건강식품으로 판매되고 있으나 구체적인 약효에 관해서는 아직 충분히 해명되지 않았다. 다만 중국에서는 경험적으로 진해 작용이 있다고 알려졌고, 변비 해소에도 효과가 있다고 한다.

67. 꼭두서니 색소는 한국의 경우 1996년에 식품첨가물로 지정됐는데, 2004년에 신장암을 유발할 가능성이 있는 것으로 드러나 식품첨가물 지정이 취소됐다.

68. 이스트 푸드 : 이스트의 발효를 조절하고, 빵 반죽과 빵의 품질을 개량하는 첨가물

69. 알칼로이드 : 질소를 함유하는 염기성 유기 화합물. 식물 염기(植物鹽基)라고도 한다. 식물계에 널리 분포하며, 동물에 대해서 매우 특이하면서도 강한 생리작용을 나타낸다. 단일 물질에 주어진 명칭이 아니라 화학적으로 매우 광범위한 물질을 가리키며, 현재 250종 이상의 것이 알려져 있다. 담뱃잎에 함유된 알칼로이드로 니코틴(nicotine), 노르니코틴(nornicotine), 아나바신(anabasine)이 있다.

니코틴은 무색의 액체로, 빛이나 공기와 접촉하면 산화하여 갈색을 띠고, 알코올이나 에테르 따위에 잘 녹는다. 적은 양은 신경조직을 흥분시켜 정신활동을 왕성하게 하지만, 많은 양은 신경조직을 마비시킨다(화학식은 $C_{10}H_{14}N_2$). 노르니코틴은 니코틴과 함께 연초식물 등에 함유되어 있는 알칼로이드 중의 하나이다. 아나바신은 니코틴의 유사 화합물이다. 사람에 대한 담배연기 노출 정도를 조사할 때의 지표로 쓰이며, 다량의 아나바신은 니코틴 중독으로 인한 사망을 초래한다. 공업적으로는 살충제로 제조된다.

70. 네오니코티노이드계 농약에 대한 한국의 대응 : 한국의 농촌진흥청은 네오니코티노이드 성분이 함유된 3종의 농약 티아메톡삼(thiamethoxam), 클로티아니딘(clothianidin), 이미다클로프리드에 대해 EU의 평가가 완료될 때까지 신규나 변경 등록 신청을 제한하고 '꿀벌 위험 경고' 문구를 강화하기로 결정했다.

71. 환태평양경제동반자협정(TPP; Trans-Pacific Partnership) : 미국, 일본, 뉴질랜드, 싱가포르, 칠레, 브루나이, 호주, 페루, 베트남, 말레이시아, 멕시코, 캐나다 등 총 12개국이 참여하는 세계 최대 규모의 다자간 자유무역협정(Free Trade Agreement, FTA). 회원국 간 관세의 90%를 철폐하고, 2015년까지 모든 무역 장벽을 철폐하는 것을 목표로 하고 있다. 이 협정에는 상품 거래, 원산지 규정, 무역 구제 조치, 위생 검역, 무역에 있어서의 기술 장벽, 서비스 부문 무역, 지적재산권, 정부 조달 및 경쟁 정책 등 자유무역협정의 거의 모든 주요 사안이 포함되어 있다. 한국 정부는 2013년 말 '관심 표명' 후 참여 가능성을 타진하기 위해 현재 참여국들과 예비 양자 협의를 진행 중이다.

72. 피트산 : 콩류, 나무의 열매, 곡류의 외피에 많이 분포되어 있다. 무기질류의 흡수를 저해한다.

73. 《体質の食物》クリエ一出版

74. 산화황 : 황 산화물의 총칭. 일산화황, 이산화황, 삼산화황 등이 대표적이다. 석유나 석탄처럼 황 성분을 함유한 화석 연료를 연소시킬 때 발생한다. 대기오염이나 산성비 등의 원인 중 하나인 유해물질이며, 자연계에서는 화산 가스 등에 함유돼 있다. 물과 반응하면 황산이나 아황산을 만든다.

75. 질소산화물 : 질소와 산소의 화합물. 일곱 종류가 알려져 있는데, 석유나 석탄의 연소로 생기는 일산화질소나 이산화질소는 대기오염의 주원인이다.

76. 슈퍼옥사이드 : 가장 일반적이고 몸속에서 가장 많이 발생하는 활성산소. 음식물을 에너

지로 변화시키는 기관인 미토콘드리아에서 생성되므로 24시간 내내 체내에서 발생한다. 그 대부분은 세포질 내에서 해독되고, 그렇지 못한 것들은 DNA의 구아닌을 파괴하여 세포를 노화시킨다.

77. 슈퍼옥시드 디스무타제(SOD) : 슈퍼옥시드 이온(초과산화 이온)을 산소와 과산화수소로 바꿔주는 불균등화 반응을 촉매하는 효소다. 산소에 노출되는 거의 모든 세포에서 항산화 방어 기작을 하는 것으로 알려져 있다.

78. 글루타티온 과산화효소 : 페록시다아제(과산화효소) 활성을 지닌 효소족의 일반 명칭. 산화로 인한 손상에서 유기체를 보호하는 것이 주된 생물학적 역할이다. 생화학적으로는 과산화지질을 알코올로, 유리 과산화수소를 물로 환원시킨다.

79. 카로티노이드 : 동식물에 널리 분포되어 있는 노란빛 또는 붉은빛 색소의 한 무리. 보통 기름에 잘 녹고, 동물의 몸 안에서 비타민A를 만든다. 카로틴, 크산토필 따위가 있다.

80. 폴리페놀 : '많은[poly] 페놀'이란 의미로, 분자 내에 복수의 페놀성 하이드록시기(벤젠 고리, 나프탈렌 고리 같은 방향족 고리에 결합한 하이드록시기)를 지니는 식물 성분의 총칭이다. 대부분의 식품에 존재하며 그 수는 5000종류 이상에 달한다. 광합성으로 생기는 식물의 색소나 쓴맛의 성분이며, 식물 세포의 생성과 활성화 등을 돕는다.

81. β-카로틴 : 카로티노이드 탄화수소 색소의 하나. 보라색 고체로, 당근 뿌리, 고추 열매 따위에 널리 존재하며 엽록소와 공존한다. 동물의 간에서는 비타민A로 변한다. 화학식은 $C_{40}H_{56}$.

82. 간 장애 : 간 기능의 손상이나 이상으로 일상생활 활동이 어려워지는 질병이다. 간경변증, 간암 등 만성 간 질환을 가지고 있는 환자가 최초 진단 후 1년이 경과하고, 2개월 이상의 적극적인 치료에도 불구하고 장애가 지속되는 경우를 말한다.

83. ATP : 아데노신3인산으로 아데노신에 3분자의 인산이 결합한 뉴클레오티드. 생체 내 에너지의 저장, 공급, 운반을 중개하는 중요 물질로 단백질의 합성, 근육 수축, 자극 전도, 분비 따위에 쓰인다. 분해를 하면 아데노신2인산이나 아데노신1인산이 생성되며, 분해될 때 생기는 에너지에 의해 열이 발생하고 근육이 움직이고 빛이 나며 전기가 만들어지는 현상이 나타난다. 화학식은 $C_{10}H_{16}N_5O_{13}P_{13}$.

84. 코엔자임Q10 : 비타민Q. 체내에서 합성되는 지용성 비타민 물질로 영양소의 대사에 관여한다. 고등어, 꽁치, 정어리 등의 등 푸른 생선과 현미, 달걀, 콩류, 시금치, 땅콩 등에 포함되어 있으며 항산화력이 우수한 것으로 알려져 있다.

85. 첩봉행 : 에도시대의 관직명. 성내(城內)와 관청의 다다미를 관리했다.

86. 이소플라본(isoflavone) : 여성호르몬인 에스트로겐과 비슷한 기능을 담당하는 콩단백질의 하나로 대두에 많이 들어 있다.

87. 플라본(flavone) : 식물 색소의 하나. 무색의 바늘 모양의 결정으로 물에는 녹지 않고 진

한 황산 용액에서 보라색 형광을 낸다. 이것의 하이드록시 및 알콕시 유도체는 황색 색소로서 식물의 꽃, 뿌리, 줄기, 잎에 널리 존재한다.

88. 카테킨(catechin) : 좁은 뜻으로는 플라보노이드의 일종이다. 넓은 의미로는 그 유도체가 되는 일련의 폴리페놀까지 포함하는데, 보통 이 의미로 사용된다. 넓은 의미의 카테킨은 녹차의 떫은맛 성분이다. 이들은 산화에 의해 중합(重合)해 타닌이 된다.

89. 세서미놀(sesaminol) : 참깨의 씨앗에 함유된 항산화물질로, 항산화 작용으로 체내 과산화지질의 생성을 억제해 노화와 암화(癌化)를 막는다.

90. 설포라판(sulforaphane) : 브로콜리에 미량 함유된 피토케미컬의 일종. 체내의 해독 효소나 항산화 효소의 생성을 촉진해 몸의 항산화력과 해독력을 높인다.

91. 이소티오시안산 알릴(allyl isothiocyanate) : 고추냉이, 겨자, 무 등의 십자화과 식물에 함유된 매운맛 성분. 식물에는 배당체 형태로 존재하며, 곱게 갈거나 해서 효소와 만나면 효소 미로시나아제(myrosinase)의 영향으로 생성된다. 식물의 노화를 재촉하는 에틸렌 가스를 억제하는 효과가 있다. 적정량 섭취하면 항암·항균 등의 효과가 나타나지만, 다량 섭취하면 유해하다.

92. 루테인(lutein) : 카로티노이드에 속하는 알코올의 하나. 황색 고체로, 물에는 녹지 않으나 지방에는 녹는다. 달걀의 노른자위, 잎이나 여러 꽃 속, 새의 깃털에 다량 존재하며, 가을에 노랗게 물드는 단풍잎의 색소가 된다. 화학식은 $C_{40}H_{56}O_2$.

93. 제아잔틴(zeaxanthin) : 눈의 망막에 함유된 카로티노이드의 일종. 황반 중심부에서는 제아잔틴이 주요 구성물이지만, 망막 주변 부위에서는 루테인이 주요 구성물질이다. 옥수수, 사프란(saffron), 진한 녹색의 잎이 무성한 겨자, 순무, 케일, 콜라드와 같은 색깔을 가진 식물에 많다. 노화에 따른 시력 감퇴와 백내장을 예방하고, 빛 수용체막에 지방산 과산화를 방지하며, 망막 주변에 공급하는 혈관을 억제하는 역할을 한다.

94. 라이코펜(lycopene) : 잘 익은 토마토 등에 존재하는 일종의 카로티노이드 색소다. 항암 작용을 하며, 성질은 카로틴과 비슷하다.

95. 캡사이신(capsaicin) : 고추의 매운맛 성분인 무색 고체다. 화학식은 $C_{18}H_{27}NO_3$.

96. 아스타잔틴(astaxanthin) : 1938년에 발견된 색소 물질. β-카로틴이나 라이코펜과 같이 카로티노이드의 일종이며, 크산토필류로 분류된다. 자연계에 널리 분포한다. 갑각류의 껍질이나 갑각류를 먹이로 삼는 참돔의 체표, 연어과 어류의 근육의 적색 부분 등에서 발견된다. 갑각류에서는 단백질과 결합해서 카로티노프로테인(carotenoprotein)으로 존재한다. 단백질과 결합한 아스타잔틴은 거무스름한 청회색을 띠지만, 가열로 단백질 분자가 변성돼 아스타잔틴이 유리되면 본래의 적색을 띤다. 갑각류를 삶으면 붉어지는 현상은 이 때문이다.

97. β-글루칸(β-glucan) : 다당류의 일종으로 자연계에 널리 분포하는데, 아가리쿠스버섯

이나 상황버섯, 영지버섯 등의 β-글루칸은 강력한 면역 부활 작용과 제암(制癌) 작용이 있다.

98. 타우린(taurine) : 콜산과 결합하여 동물의 담즙에 들어 있는 물질. 효능으로는 몸과 세포를 정상 상태로 유지하는 작용(항상성 유지 작용)이 있다. 혈압 상승에 대한 하강 작용 등이 이에 해당한다. 특히 간에 작용하는데, 크게 분류해서 세 가지 작용, 즉 담즙산의 분비를 촉진해서 간의 작용을 돕는 작용, 간세포의 재생 촉진 작용, 세포막 안정화 작용을 한다. 또한 억제성 신경전달물질로 작용하기도 한다.

99. 유제놀(eugenol) : 무색에서 담황색의 유상(油狀) 액체로, 클로브 등의 정유(精油)에 들어 있다. 물에는 잘 녹지 않으며 유기용매에는 잘 녹는다. 자극적이고 시원한 방향(芳香)을 지닌다.

100. 트리할로메탄 : 정수장에서 살균과 소독에 사용하는 염소가 부식질(humic substances) 등의 유기물질과 결합해서 생기는 유기 염소 화합물의 일부. 클로로포름, 브로모디클로로메탄, 디브로모클로로메탄, 브로모포름의 4가지를 총칭해서 총트리할로메탄(Total Trihalomethane, THM)이라고 한다. 총트리할로메탄은 발암성과 기형 형성(teratogenesis)이 의심되고 있으며, 특히 수돗물 속의 총트리할로메탄은 환경오염물질로 취급되는 경우가 많다. 클로로포름에 대해서는, 간 장애와 신장 장애를 일으킨다고 알려져 있다.

101. α-리놀렌산 : 불포화지방산인 오메가3지방산으로서 체내에서 EPA와 DHA로 전환된다. 아마인유나 호두 기름과 같은 식물성 유지 등에 많이 들어 있다. 혈중 콜레스테롤을 저하시키고 혈관 염증 지표 물질들을 감소시켜주어 심장 질환 예방에 효과적이다.

102. 일본에서 시판되는 스캐빈저 건강 보조제 : '하이드로 포르테', '오메가-3 글루칸', '슈퍼오리맥스' 모두 일본에서 판매되는 건강 보조제의 상표명이며, 이 가운데 '슈퍼오리맥스'는 국내에서도 판매되고 있다.

103. 플라스민 : 척추동물의 혈장 가운데 존재하는 단백질 분해 효소의 하나. 혈액 응고에 관여하는 피브린을 용해한다.

참고 문헌

《효소영양학 강좌 텍스트(酵素栄養学講座テキスト)》, 츠루미효소영양학협회(鶴見酵素栄養学協会)
《Enzyme Nutrition》, Edward Howell. M. D.
《'효소'의 수수께끼(「酵素」の謎)》, 츠루미 다카후미, 쇼덴샤신쇼(祥伝社新書)*
《최강의 복음! 슈퍼 효소의료(最強の福音!スーパー酵素医療)》, 츠루미 다카후미, 구스코슛판(グスコー出版)
《효소로 장 나이를 젊게!(酵素で腸年齢が若くなる!)》, 츠루미 다카후미, 세이슌슛판(青春出版)
《'효소'가 면역력을 올린다!(「酵素」が免疫力を上げる!)》, 츠루미 다카후미, 나가오카쇼텐(永岡書店)
《암, 만성 질환이 호전되는 현미 분식 건강법(ガン・慢性病がよくなる玄米粉食健康法)》 츠루미 다카후미, 니혼분게이샤(日本文芸社)
《사장된 '제2의 맥거번 보고서'(葬られた「第二のマクガバン報告」)》 상, 중, 하, T. 콜린 캠벨 저, 마쓰다 마미코(松田麻美子) 역, 구스코슛판**
《지금이라서 더 궁금한 원소와 주기율표의 세계(いまだから知りたい元素と周期表の世界)》교고쿠 가즈키(京極一樹), 지쓰교노니혼샤(実業之日本社)
《사람의 운은 소식에 있나니(人の運は「小食」にあり)》 마치다 소호(町田宗鳳) 고단샤+α신쇼(講談社+α新書)
《식이섬유는 대단하다(食物繊維は凄い)》 인나미 사토시(印南敏), 슈후노토모샤(主婦の友社)
《정말? 진짜야? 영양학이 재미있다!(ウソ?ホント?栄養学がおもしろい!)》 혼다 교코(本田京子), 세이비도슛판(成美堂出版)
《경이로운 목탄 파워(驚異の木炭パワー)》 오쓰키 아키라(大槻彰), 닛토쇼인(日東書院)
《'마이너스 이온' 완전 독본(「マイナスイオン」完全読本)》 에가와 요시노부(江川芳信), 겐다이쇼린(現代書林)
《'방사능은 무섭다'는 거짓말(「放射能は怖い」のウソ)》 핫토리 사다오(服部禎男), 다케다랜덤하우스재팬(武田ランダムハウスジャパン)
《50세부터는 탄수화물을 끊어라(50歳からは炭水化物をやめなさい)》 후지타 고이치로(藤田紘一郎) 야마토쇼보(大和書房)***

국내에서 출간된 책들
* 《효소의 비밀》 쓰루미 다카후미 저, 김정환 역, 싸이프레스, 2014.
** 《무엇을 먹을 것인가》 콜린 캠벨, 토마스 캠벨 공저, 유자화 역, 열린과학, 2012.
*** 《50세부터는 탄수화물을 끊어라》 후지타 고이치로 저, 황미숙 역, 니들북, 2013.

옮긴이_ 김희철

도쿄이과대학을 졸업하고 현대건설에 입사해 일본지사장과 파키스탄지사장을 역임했다. 1999년에 오랜 기간 근무했던 현대건설을 떠난 그는 한국효소(주)를 설립하고 건설과는 거리가 먼 미생물 분야에 뛰어들었다. '효소가 퇴행성 질환과 생활습관병을 개선해줄 것'이라는 확고한 신념으로 (주)효소원을 설립해 효소 제품을 개발하고 판매했다.
이 책은 사람들에게 효소가 무엇이며 왜 필요한지를 알리는 것은 물론 효소에 대한 오해를 풀기 위해 번역했다. 저서로 《현대인은 효소를 밥처럼 먹어야 한다》가 있다.

효소 식생활로 장이 살아난다 면역력이 높아진다

초판 1쇄 발행 | 2014년 10월 22일
초판 4쇄 발행 | 2023년 12월 25일

지은이　| 츠루미 다카후미
옮긴이　| 김희철
펴낸이　| 강효림

편　집　| 곽도경
디자인　| 채지연

용　지　| 한서지업(주)
제　작　| 한영문화사

펴낸곳　| 도서출판 전나무숲 檜林
출판등록 | 1994년 7월 15일·제10-1008호
주　소　| 10544 경기도 고양시 덕양구 으뜸로 130
　　　　　위프라임원타워 810호
전　화　| 02-322-7128
팩　스　| 02-325-0944
홈페이지 | www.firforest.co.kr
이메일　| forest@firforest.co.kr

ISBN | 978-89-97484-34-8 (13510)

* 책값은 뒷표지에 있습니다.
* 이 책에 실린 글과 사진의 무단 전재와 무단 복제를 금합니다.
* 잘못된 책은 구입한 서점에서 바꿔드립니다.